A musicalidade do surdo

representação e estigma

Dados Internacionais de Catalogação na Publicação (CIP)
(Câmara Brasileira do Livro, SP, Brasil)

Haguiara-Cervellini, Nadir
 A musicalidade do surdo : representação e estigma / Nadir Haguiara-
-Cervellini. – 2. ed – São Paulo : Plexus Editora, 2003.

Bibliografia
ISBN 978-85-85689-71-1

1. Educação dos surdos 2. Fonoaudiologia 3. Música - Aspectos psicológicos 4. Música - Estudo e ensino I. Título.

02-6763   CDD-371.912487

Índices para catálogo sistemático:

1. Musicalidade dos surdos : Educação 371.912487
2. Surdos : Musicalidade : Educação 371.912457

www.plexus.com.br

EDITORA AFILIADA

Compre em lugar de fotocopiar.
Cada real que você dá por um livro recompensa seus autores
e os convida a produzir mais sobre o tema;
incentiva seus editores a encomendar, traduzir e publicar
outras obras sobreo assunto;
e paga aos livreiros por estocar e levar até você livros
para a sua informação e o se entretenimento.
Cada real que você dá pela fotocópia não autorizada de um livro
financia um crime
e ajuda a matar a produção intelectual de seu país.

A MUSICALIDADE DO SURDO
REPRESENTAÇÃO E ESTIGMA

Nadir Haguiara-Cervellini

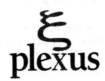

A CONSTRUÇÃO DE SENTIDOS NA ESCRITA DO ALUNO SURDO
Copyright © 2001 by Marília da Piedade Marinho Silva
Direitos desta edição reservados por Summus Editorial

Capa: **Mari Pini**
Editoração: **JOIN Bureau e Editoração**

Plexus Editora
Departamento editorial
Rua Itapirucu, 613 – 7º andar
05006-000 – São Paulo – SP
Fone: (11) 3872-3322
Fax: (11) 3872-7476
http://www.summus.com.br
e-mail: plexus@plexus.com.br

Atendimento ao consumidor
Summus Editorial
Fone: (11) 3865-9890

Vendas por atacado
Fone: (11) 3873-8638
Fax: (11) 3873-7085
email: vendas@summus.com.br

Impresso no Brasil

*Ao Zeco, à Carol e ao Dani que me
acompanharam de mãos dadas nesta jornada.
Ao meu pai que sempre incentivou a minha
curiosidade e a paixão pelo trabalho.
À minha mãe que me despertou, na infância,
para o mundo maravilhoso da Música.*

Sumário

Prefácio 9

Introdução 11

1   A educação do surdo: algumas perspectivas 29
    Método multissensorial 35
    Método unissensorial ou abordagem acupédica 38

2   Papéis, representação e estigma 43
    Sobre a teoria de papéis 44
    Representação na perspectiva de Goffman 49
    Representações sociais sob a ótica de Moscovic 52
    Estigma 59
    Considerações na realidade do surdo 66

3   A música e o homem: concepções fundantes 71
    Música: objeto de estudo da física, da história, da estética.... 71
    Musicalidade 75
    Melodia na infância 80
    Música e o sujeito surdo 81

A MUSICALIDADE DO SURDO

4   O caminho trilhado...... 89

5   Música na vida de duas jovens surdas...... 95
    Isadora: nos bastidores de uma cena familiar...... 95
    Fabiana: cenário...... 136
    Preferências musicais de Fabiana: ela fala e é falada...... 139

6   Considerações Finais...... 189

Referências Bibliográficas...... 209

Prefácio

Numa época como a nossa, em que se questiona a validade de expor o aluno surdo à música, considerada atividade própria do mundo dos ouvintes, este livro vem acrescentar muitos elementos para uma reflexão sobre o papel que ela tem na vida de adultos surdos. A música está presente em nossas vidas desde que nascemos. Quando pequenos, ela nos acalma, nos faz dormir, anima nossas brincadeiras. Cedo aprendemos a acompanhá-la com movimentos do corpo. Quando adultos, ela promove momentos de enlevo, fazendo-nos esquecer dos nossos problemas e das nossas preocupações. A música tem o poder mágico de nos fazer voar ao passado e recordar momentos inesquecíveis. No entanto, esse privilégio não é vivenciado pela maioria das pessoas surdas.

Ao receber o diagnóstico de surdez, muitas mães, que costumavam deixar o rádio perto dos filhos para acalmá-los ou fazê-los dormir, param de fazê-lo. A imagem da impossibilidade de perceber a música parece responder por uma atitude de descrença quanto ao fato de o surdo não poder usufruir seus efeitos. Essa descrença pode ser observada também nas instituições que atendem surdos. Como destaca Nadir, neste trabalho, são poucas as que têm se proposto a efetivar um espaço de vivência musical para crianças que não escutam. A música tem sido geralmente utilizada nas instituições que assumem uma abordagem oralista para propiciar melhor produção da fala, não sendo representada pelos alunos surdos, na maioria das vezes, como uma atividade prazerosa.

Como resultado da imagem de incapacidade de os surdos usufruírem da música, pouco investimento é feito no desenvolvimento da musicalidade pela pessoa surda, assim como na percepção da vibração da música pela pele e pelos ossos.

Para ilustrar as possibilidades do surdo de usufruir a música, Nadir traz para seu livro trechos brilhantes da história de Helen Keller que, mesmo sendo surda e cega, apreciava a música e podia discriminar, através do tato, instrumentos musicais.

Na busca de compreender como o surdo se vê como sujeito musical e como a família contribui para o estabelecimento desta relação, a autora apresenta uma análise cuidadosa do papel que a música tem na vida de quatro adultos surdos e na de suas famílias. Na apresentação e análise dos dados de cada sujeito, o leitor vai poder partilhar os sentimentos que a música provoca em cada um dos sujeitos e na imagem que os mesmos têm de si como sujeitos musicais.

No final da leitura, proponho ao leitor que reflita comigo sobre algumas questões, como: É justo privar as pessoas surdas da música como lazer/prazer? Não caberia a nós, educadores, orientar as famílias e propiciar aos nossos alunos surdos um contato prazeroso com a música, deixando que eles mesmos decidam manter ou interromper esse contato? A adoção de uma concepção que assume a surdez como diferença implica no apagamento da música da vida do surdo, e da dança como expressão da musicalidade?

Trabalhando em uma escola para surdos, tive oportunidade de observar, nos bailes, o prazer que muitos alunos demonstram em relação à dança. A música, geralmente em volume muito alto, parece penetrar em seus corpos e eles dançam no ritmo e com muita leveza, causando inveja a muitos ouvintes. A meu ver, os surdos, assim como os ouvintes, devem ser expostos à música e incentivados a expressar sua musicalidade. É desta forma que acredito ser possível mudar esta imagem tão negativa que eles têm em relação à música.

A leitura deste livro me levou a refletir, ainda, que respeitar a diferença é considerar a forma peculiar das pessoas surdas sentirem a música e não privá-las deste prazer.

Maria Cristina da Cunha Pereira
DERDIC-PUC/SP - CEPRE-FCM/UNICAMP

Introdução

A minha preocupação com a presença da música na vida e na educação da criança surda vem de longa data, tendo início nas primeiras vivências que tive como professora de surdos, por volta de 1962, no Instituto Educacional São Paulo, hoje DERDIC-PUCSP. Essa preocupação tem me acompanhado ao longo de todo o meu percurso profissional, seja como professora de surdos ou fonoaudióloga, atendendo-os em clínica, seja como professora universitária, participando na formação de fonoaudiólogos e de professores especializados para atuarem na educação desses sujeitos.

A maioria dos programas de educação e habilitação de surdos contempla conteúdos específicos ao aproveitamento dos resíduos auditivos e ao desenvolvimento da função auditiva desses sujeitos. A música não tem ocupado lugar de destaque nesses programas e, quando presente formalmente, não é considerada e valorizada, sendo até, na maioria das vezes, negada.

Por que tanta estranheza ao se propor música aos surdos? Por que a música está pouco presente ou, quase sempre, ausente na sua vida e na sua educação?

Partindo da constatação de que a música sempre se manteve integrada na vida do homem, ao longo de toda a sua história, assumindo um papel relevante em sua existência, nas situações de

A MUSICALIDADE DO SURDO

alegria ou tristeza, dor ou saúde, paz ou guerra, estando presente nas situações festivas, religiosas, guerreiras, enfim, nos mais diferentes momentos de sua vida, empenhei-me em resgatá-la para o surdo que, como um ser humano, horizonte de possibilidades, muito se poderia beneficiar dela.

O caminho para poder resgatá-la consistiu, inicialmente, no desvelamento de como o surdo poderia relacionar-se com a música. Assim, em 1983, concluí minha pesquisa de mestrado sob o título "A criança deficiente auditiva e suas reações à música", na qual se evidenciou, após vivências musicais durante um ano letivo, que a criança surda, independentemente de seu grau de perda auditiva, é sensível à música, gosta dela e deseja-a, manifestando-se, tocando, dançando e cantando espontaneamente.

Os resultados dessa pesquisa mostraram a participação corporal descontraída e criativa das crianças DAS[1] nas vivências musicais, assim como suas manifestações rítmicas e melódico-vocais espontâneas.

Dando continuidade a essa investigação, participei de nova pesquisa, intitulada "O adolescente deficiente auditivo e a expressão de sua musicalidade", concluída em 1987. Ao final de dois anos de vivências musicais, os jovens DAS mostraram que são sensíveis à música, envolvem-se nessas vivências, expressam estados afetivos despertados por elas, manifestam-se corporalmente de forma criativa e criam improvisos musicais, instrumentais e vocais.

Fazer música é uma prática natural do homem que se tem tornado privilégio de alguns e, enquanto possibilidade, costuma

---

1. Daqui para a frente sempre que me referir ao deficiente auditivo utilizarei a abreviatura DA — termo empregado pela comunidade científica na década de 1980. Hoje há uma tendência a usar o termo "surdo" pela própria preferência desses sujeitos.

INTRODUÇÃO

ser subtraída da vida do DA em todas as instâncias: família, escola, sociedade.

A descrença de pais e professores quanto a essa possibilidade do DA justifica a ausência ou a restrição da música no seu cotidiano. Mesmo professores especializados em educação do DA costumam relatar que, ao trabalharem canto com o DA, retiram a melodia, restringindo-se apenas ao ritmo e à declamação do texto para melhorar a qualidade de sua fala. Mães que tinham por hábito ligar o rádio próximo ao bebê, para acalmá-lo ou adormecê-lo, afirmam ter deixado de fazê-lo, tão logo descobriram que ele era surdo.

Entretanto, as investigações citadas apontam para as possibilidades musicais do DA e para a relevância da vivência e da educação musical dele, em função de sua auto-realização e do seu desenvolvimento global, como ser.

Os DAS falam por si mediante os resultados dessas pesquisas. No entanto, tais resultados não parecem interferir no quadro educacional dos alunos surdos. Poucas são as instituições que se têm proposto a efetivar um espaço de vivências musicais para o DA. A inquietação permanece. Muito há que ser feito.

Surge aqui, então, o desejo de aprofundar este estudo e estas reflexões sobre as questões que permeiam as relações do DA com a música, na sua existência e nas suas relações com o mundo.

Pergunto-me agora:

- Como o DA se vê como sujeito musical, ou seja, um ser que pode apreciar a música, expressar a sua própria musicalidade e fazer música?

- Que representação os familiares têm do sujeito surdo como um ser que pode apropriar-se da música, experienciá-la e produzi-la?

13

A MUSICALIDADE DO SURDO

Quando um indivíduo é rotulado de DA, ou mais comumente chamado de surdo, várias condições de existência lhe são atribuídas. A sociedade já determina o que ele será ou não capaz de fazer. A comunicação oral, instrumento básico de integração social, é o ponto vulnerável do sujeito no seu devir social. Portanto, é aí que se depositarão os maiores investimentos. A educação volta-se para a busca de soluções do problema: encontrar caminhos que possibilitem ao DA adquirir e desenvolver linguagem para que ele possa integrar-se no mundo dos ouvintes e tornar-se um ser produtivo, para e nessa sociedade.

No entanto, nesse trajeto para a integração junto dos que ouvem, algumas vivências lhe serão impedidas porque, oficialmente, ele é surdo! Viver a música é uma delas. Ela pode até estar presente no seu percurso educacional, mas como um instrumento a mais, facilitador para uma melhor produção oral, já que possibilitará o desenvolvimento rítmico da fala. Aqui a música constituir-se-á um meio e não um fim em si mesma.

O fato é que à criança foi dado o papel de surdo. A sociedade determina e limita suas possibilidades, esperando que ela o desempenhe de acordo com o previsto. A criança não é livre para expressar e desenvolver suas reais potencialidades. Tem de ser o que a sociedade lhe determina e atribui. Os limites lhe são dados.

Como se pode ver, passei a usar o termo "surdo" para me referir a esses sujeitos, abandonando a expressão "deficiente auditivo".

O discurso científico vigente tem preconizado o uso de "deficiente auditivo" para se referir a indivíduos que apresentam perdas auditivas em diferentes graus e por diversas causas e, por esse motivo, encontram-se impedidos ou dificultados de adquirir a linguagem naturalmente.

Por outro lado, o sujeito surdo e a comunidade de surdos não aceitam ser denominados "deficientes auditivos", preferindo o termo

14

INTRODUÇÃO

"surdo", expressão com a qual se identificam e que marca uma cultura própria. Essa opção originou-se num movimento que teve início nos Estados Unidos na década de 1980. O movimento, denominado Deaf Power, lutou pela causa do surdo, enfocando dois aspectos essenciais:

* o direito a uma língua própria;
* a reivindicação do direito de ser tratado como "diferente", pelo ouvinte, em vez de "deficiente".

Voltando à questão dos limites impostos ao surdo, constatamos que este quadro não é novo. Monteiro relata em seu livro *Helen Keller* que, já em 1891, Anne Sullivan, a educadora que trabalhou com Helen Keller, sua aluna cega-surda-muda, falava dos limites e das restrições impostos pelos adultos ouvintes a esses sujeitos. Em seus escritos, Sullivan teria relatado uma interpelação feita por Helen, a qual, com aproximadamente 11 anos, certa vez indagou o sentido de uma tarifa aduaneira. A professora respondeu-lhe que ela não estava em condições de entender o assunto. A esta resposta Helen retrucou: "Como a senhora pode saber que eu não posso? Olha, professora, os pais gregos explicavam a seus filhos os mais difíceis conceitos expendidos pelos sábios, e os meninos conseguiam compreendê-los". Este pequeno episódio mostra como uma pessoa surda estaria questionando os limites educacionais impostos a ela. Suas possibilidades são desconhecidas e desconsideradas.

Helen Keller foi um exemplo de uma pessoa surda, agravada pela cegueira, que não se submeteu aos limites impostos pela sociedade dos ouvintes à sua condição humana. Enfrentou com toda a tenacidade as barreiras que lhe eram colocadas. Desenvolveu uma comunicação que lhe possibilitava percorrer o mundo, batalhando pela causa do surdo-cego. Cursou a Universidade, estudou

15

A MUSICALIDADE DO SURDO

filosofia, fez teatro e cinema. Dava palestras em universidades, escrevia, apreciava a vida, a natureza. Algumas declarações desta mulher surda-cega que venceu tantas barreiras, inclusive a de ser considerada na infância uma deficiente mental pela família, podem nos dar uma dimensão de como ela acreditou nas suas próprias possibilidades.

Helen Keller ficou surda e cega com 18 meses de idade, após uma doença que o médico diagnosticou como "congestão aguda do cérebro e do estômago". Em seu livro *A história de minha vida*, que escreveu entre 1902 e 1903, aos 22 anos, Helen relata passagens, enfrentamentos, mostrando como viveu e lutou para vencer os obstáculos encontrados no seu percurso para se realizar como ser humano.

> Não posso me recordar do que se passou nos meses que se seguiram à minha enfermidade. Sei apenas que passava quase todo o tempo no colo de minha mãe, ou agarrada às suas saias, enquanto ela lidava nos trabalhos da casa, de um lado para outro. Dedicava-me a estudar os objetos com a mão e a observar todos os movimentos em volta de mim. Por este modo compreendia muitas cousas. Não tardei a experimentar a necessidade de me comunicar com os outros e comecei logo a exprimir-me por meio de uma mímica muito simples. Fazia os sinais afirmativo e negativo com a cabeça. Fazia gestos de puxar ou de repelir alguma cousa, sempre que desejava chamar ou mandar alguém embora. Quando queria pedir pão, fazia gesto de cortar fatias e passar manteiga. Se desejava pedir à minha mãe um sorvete para o jantar, fingia que rodava a manivela da sorveteira, começando depois a tremer, dando a idéia de frio. (p. 16)

Este depoimento mostra como Helen buscava meios para se colocar em relação com o mundo à sua volta. Mais adiante ela

16

INTRODUÇÃO

aponta o período em que se deu conta de que era diferente das outras pessoas e de que estas dispunham de um meio de comunicação que não lhe era inacessível. Assim ela fala:

Não consigo mais fixar a época em que percebi ser bem diferente dos outros. Posso, contudo, afirmar que foi antes da chegada da minha professora. Eu compreendia que minha mãe e suas amigas não se exprimiam por sinais como eu. Acontecia-me, por vezes, ficar entre duas pessoas que conversavam, e, apalpando-as, ao impulso de uma necessidade interior, cheguei a descobrir que moviam os lábios. Acabei assim percebendo que dispunham de um meio de comunicar-se que me era estranho. Incomodava-me não poder compreendê-las. Comecei, também, por minha vez, a mexer com os lábios, gesticulando freneticamente, sem obter resultado algum. Estes insucessos me punham num estado de cólera terrível: batia com os pés no chão e soltava gritos de raiva, até ficar completamente esgotada. (p. 17)

A incapacidade para fazer-me compreender era agora seguida de acessos de cólera. Parecia-me que mãos invisíveis me tinham prisioneira, e eu fazia esforços furiosos para me libertar. Embora lutasse em vão, meu temperamento combativo me incitava a prosseguir na peleja. O mais das vezes, eu explodia em soluços de agonia, acolhendo-me aos braços de minha mãe quando ela estava perto, sentindo-me tão mesquinha e tão exausta que acabava por esquecer a causa de meu sofrimento. Por fim, a necessidade de comunicar-me com os outros se tornara tão imperiosa e constante que, todos os dias e quase toda hora, experimentava dessas crises horrorosas.
Meus pais sofriam com isso, sem poder aliviar-me. Morávamos longe das escolas de surdo-mudos e de cegos, e parecia impossível encontrar um professor que quisesse vir para esse ermo de Tuscúmbia, para ensinar a uma pobre criança ao mesmo tempo cega, surda e muda. (p. 24)

17

A MUSICALIDADE DO SURDO

O fato é que essa garota, inconformada com a sua condição de surda-cega e muda, lutou com todas as suas forças para se apropriar da linguagem, chegando a falar três línguas: inglês, francês e alemão. O desafio que se impunha era de poder comunicar-se com as pessoas e apropriar-se do conhecimento que lhe permitia construir uma visão de mundo. É importante ressaltar que tais desafios eram acionados por uma necessidade interna e não por imposição do seu meio. Sua avidez pelos livros, pela arte, pela cultura, enfim, por todo tipo de experiências que lhe satisfizessem a incessante busca de conhecimento foi uma alavanca propulsora de seu brilhante trajeto de vida.

Amante da natureza, deleitava-se diante das flores, dos campos, dos animais. Um dos fatos marcantes na sua existência se refere a um passeio que fez às Cataratas do Niágara, que ela assim descreve:

O passeio às Cataratas do Niágara foi num mês de março. Sinto-me impotente para descrever a emoção que tive ao chegar ao lugar de onde se dominam as famosas quedas americanas, sentindo vibrar o ar ambiente e a terra tremer sob os pés. (p. 76)

O rio estava tão perto do hotel que eu sentia o ruído de sua correnteza, colocando a mão no peitoril da janela. No dia seguinte, o sol apareceu radioso. Vestimo-nos, às pressas, porque era enorme a nossa ansiedade.

A senhora não pode imaginar a minha sensação, quando me achei em frente das cataratas. Custei a crer que a vibração que sentia sob os pés fosse produzida pela água que se despenhava em catadupas, na mais impetuosa das fúrias. Parecia um ser vivo que se arremessasse contra o destino terrível. Bem quisera eu poder descrever-lhe toda a beleza e toda a grandiosidade das águas projetando-se, majestosas, no abismo insondável. Como a gente se sente pequena e

18

INTRODUÇÃO

inútil, diante dessa força imensa!... Já havia experimentado uma sensação análoga, à beira do oceano, sentindo as vagas se arrojarem contra a praia em assaltos formidáveis. (Trecho de uma carta escrita para sua mãe, por ocasião de uma viagem ao norte dos Estados Unidos, com a sua professora Anne Sullivan, p. 150-1)

Nadar, remar, cavalgar, andar de bicicleta, nada era impossível para esta destemida mulher. Os desafios que enfrentava sempre lhe apontavam para novas possibilidades. Veja-se o que ela relata em uma carta à Miss Derby:

A Miss Carolina Derby.

Wrentam, 11 de setembro de 1898.

Passo todo o tempo ao ar livre, nadando, remando, cavalgando, entregando-me, enfim, a múltiplos exercícios.

Esta manhã, percorri 12 milhas de bicicleta. Caminhando por uma estrada, caí duas ou três vezes, de tal modo que manco horrivelmente.

Mas o tempo estava tão bonito, a paisagem tão pitoresca, tão divertida a carreira na planície, que não liguei muita importância aos meus contratempos.

Aprendi a nadar, a mergulhar, a furar ondas e a fazer tudo o que me agrada sem ter medo de afogar-me. Não é delicioso? Quase não tenho dificuldade em remar em volta do lago, por mais pesado que esteja o barco.

A senhora pode assim julgar como estou robusta e morena agora. (p. 161)

A busca de experiências estéticas foi uma constante em sua vida. Apreciar uma escultura, por meio do tato; deleitar-se com

A MUSICALIDADE DO SURDO

uma apresentação teatral, tendo ao lado alguém que lhe descrevesse as cenas; apreciar a música foram sempre formas de viver, com prazer, as expressões artísticas.

No Prefácio de seu livro *Minha vida de mulher*, escrito em 1929, Nella Braddy comenta sobre a capacidade de Helen para apreciar música, mostrando como, pelo tato, ela conseguia discriminar instrumentos musicais.

Sua capacidade de apreciar a música tem sido largamente discutida. Ela tem "ouvido" com os dedos, piano, violino, tendo-se mesmo projetado vários aparelhos para fazê-la apreciar também a orquestra. Ela já conseguiu "ouvir" rádio, pondo os dedos de leve num tampo de ressonância feito de balsa wood. Chega a distinguir quando é o locutor que fala ou quando é música. Chega mesmo a conhecer certa estação pela maneira muito destacada com que o locutor anuncia o prefixo da emissora. Sabe quando é solo ou conjunto instrumental, chegando, por vezes, a determinar que instrumentos atuam no conjunto. Às vezes, confunde o violino com o canto, o violoncelo com a viola; mas nunca se engana no ritmo nem no gênero da composição, mesmo quando se procura atrapalhá-la. (p. 14)

Os escritos de Helen Keller, sobre suas experiências musicais, mostram o quanto ela se encantava com essas possibilidades. Vários foram os virtuoses que cruzaram o seu caminho, propiciando-lhe vivências significativas. Em *Minha vida de mulher* ela fala de suas experiências com o cantor Max Heinrich, um dos grandes cantores de sua época:

Tinha sido um êxito retumbante nos palcos de concerto, mas, quando o conheci, já cantava muito pouco, comovendo-se ao sentir que não tinha mais voz. Apesar disso, recolhia-se comigo à sala de

20

INTRODUÇÃO

visitas onde cantava para mim as canções do seu maior sucesso. Acompanhando-se ao piano, fazia um meio canto, meio recitativo, enquanto eu o seguia com uma das mãos no piano e os dedos da outra nos lábios dele. Costumava dizer com ironia: "Ainda tenho os meus triunfos, Charlie. Os cegos-surdos acham-me notável". Cada vez que ele se ia, eu experimentava o desapontamento de uma criança que tivesse acabado um livro e ficasse chorando por mais. (p. 209)

Em outro trecho do mesmo livro, Helen refere-se à cantora e compositora cega Elisabeth Garret, com quem também teve experiências musicais muito gratificantes. Veja-se o que ela diz:

Elizabeth tem bela voz e talento para compor o que canta. É autora da canção do Estado do Novo México, minha favorita entre suas composições. A canção rescende às flores selvagens que ela colheu, às montanhas que trepou e aos ventos travessos, soltos nos chapadões de sua terra romântica. Costumava passar conosco os fins de semana, quando estudava canto em Nova York. Eram deliciosas as tardes. Pedia-me que ficasse junto dela, com a mão na sua garganta, explicando: "Não suporto deixá-la de lado, minha querida. Parece-me que canto melhor quando você me está ouvindo". Nas vezes em que a acompanhávamos nos recitais pelas cidades perto de Nova York, ela insistia para que eu a ouvisse com a mão na sua garganta. (p. 214)

Considero relevante trazer mais um excerto de *Minha vida de mulher*, visto que, pelos relatos preciosos dessa mulher surda-cega, pode-se ver como é importante não definir e restringir limites educacionais para o sujeito surdo, e sim acreditar nas suas possibilidades, propiciar-lhe todas as experiências que possam ser gratificantes e contribuir para a sua realização pessoal. A ternura e

21

A MUSICALIDADE DO SURDO

a forma poética utilizada pela autora, ao se referirem às suas experiências musicais, mostram sua profunda sensibilidade e capacidade de vivenciá-las e usufruir delas. É bem verdade que ela teve o privilégio de conviver com pessoas excepcionais que muito contribuíram para enriquecer suas vivências, não medindo esforços para proporcionar-lhe experiências significativas, que ampliassem o seu universo. Mas é também verdade que ela foi buscar tudo o que pudesse lhe trazer crescimento pessoal e gratificação, mostrando-se uma mulher extraordinária em todos os seus projetos de vida. A sua voracidade mobilizava os que viviam ao seu redor, de modo que o mundo a complementava em suas necessidades e seus desejos sem fim.

Muitos artistas procuraram projetar sua arte para dentro das minhas cortinas de treva e silêncio, para distrair-me. Quando eu era mocinha, Ellen Terry, Sir Henry Irving e Joseph Jefferson procuraram representar para mim as personagens que os fizeram famosos. Interessada, com a respiração suspensa, seguia suas mudanças de gestos e de expressão fisionômica. Meus dedos já acompanharam as linhas móveis do rosto de Davi Warfield, e sentiram o encanto e a juventude de Julieta na representação de Jane Cowl. Caruso já derramou sua voz pujante na minha mão, enquanto eu lhe mantinha os dedos nos lábios. Chaliapin já cantou o "Barqueiros do Volga", abraçando-me contra seu corpo, para que eu pudesse sentir melhor todas as vibrações. Senti, no canto, toda a tristeza de um povo, toda a resignação de um esforço coletivo de homens fortes que sabem que devem trabalhar juntos.

Estive presente a um dos concertos de Gabriel Owitsch, em Detroit. Fiquei tão junto da orquestra, naquela sala de tão boa acústica, que todo o meu ser pareceu vogar em inundações de harmonia.

Já dois cegos, violinistas bem-dotados – como dizem –, tocaram para mim. Abraham Haitovitch e Edwin Grasse. O sr. Grasse acom-

22

INTRODUÇÃO

panhou-me na campanha pela Fundação Americana para Cegos. Por toda parte suas audições eram recebidas com caloroso entusiasmo. O Instituto de Artes e Ciências de Brooklyn contratou-o como organista, com boa remuneração. Em Denver, numa das excursões do teatro de variedades, o violinista Heifetz tocou para mim. Pousei os dedos, de leve, no violino. A princípio, o arco se moveu lentamente sobre as cordas, como se o mestre estivesse interrogando o Espírito da Música sobre o que deveria tocar para essa criatura que não podia ouvi-lo. O arco entrou a agitar-se: do instrumento sensível, começou a vir um trêmulo murmúrio distante. Seria imitação de asas de passarinhos? As notas delicadas vinham pousar-me nos dedos como felpas de sementes de cardo. Tocavam-me nos cabelos e no rosto como beijos. Eram fluídicas e transitórias como os sorrisos, como o suspiro do vento ao entardecer, ou o sopro da brisa nas róseas alvoradas. Seriam pétalas de rosas caídas de mãos de fadas, ou mudos desejos do coração? Há uma mudança de estilo. O arco eleva-se às alturas radiosas. A melodia sobe como as cotovias de Shelley, varando os espaços, desafiando a imensidade, com as asas e com o canto. A gente fica triste, sem saber por quê. O canto é alegre; mas a gente sente a solidão daquele pequenino pássaro isolado na vastidão da abóbada luminosa, único ser vivo no momento no universo, apesar de tão minúsculo. Lá vai ele como eco do pensamento, oração fervorosa de fé inquebrantável nas coisas invisíveis.

Penso que foi a Canção do Luar de Schumann que Heifetz tocou. Também Godowsky tocou para mim. Com a mão no piano, enquanto ele executava um noturno de Chopin, senti-me transportada, num tapete mágico, para uma ilha tropical, num desses mares misteriosos de Conrad.

Já tenho ouvido concertos no rádio, colocando a mão numa tábua de ressonância. É-me agradável ao tato uma mistura ('e diferentes instrumentos – harpa, oboé, trompa, viola, violino nos diferentes estilos, tudo num vitorioso conjunto harmonioso! Por vezes, alguma

23

A MUSICALIDADE DO SURDO

voz como que salta dos vagalhões profundos, atirando ao ar notas como pétalas de flores sopradas pelo vento.

Na música de fogo das Valquírias a orquestra espalha chamas exultantes, ora subindo gritantes e retorcidas, ora bradando contra os céus, ora rolando para a terra do cruel destino de Brunilda.

O jazz dá-me a sensação de um bombardeio, desagradável ao tato e de emoções perturbadoras. Quando insisto em senti-lo, tenho ímpetos selvagens de fugir de algo sinistro que está prestes a desabar sobre mim. Sinto que ele me desperta emoções primitivas – pavor irresistível de seres brutos de olhos esbugalhados, recordações sombrias... formas gigantescas... animais das selvas... gritos lancinantes de almas mudas, incapazes de falar. (p. 218-20)

Esses relatos de Hellen Keller evidenciam como uma pessoa surda pode vivenciar a música e apropriar-se dela como algo que lhe dá prazer, toca-lhe a sensibilidade, dá asas à imaginação, enriquecendo-lhe seu mundo interno. Embora sejam depoimentos de uma cega e surda publicados no começo do século XX (1929), a educação desses sujeitos não tem avançado no sentido de contemplar, efetivamente, a possibilidade da sua vivência musical por eles.

Essas considerações definiram o objetivo da pesquisa que desenvolvi no doutoramento: compreender a representação que tanto surdos como seus familiares têm dele como ser musical.

Contribuir para o conhecimento sobre uma área tão importante para o desenvolvimento humano do surdo, mas tão desprestigiada na sua educação, constitui um fator de grande relevância que justificou a pesquisa e agora justifica este livro. Deve-se salientar que estudos e pesquisas na área da surdez têm-se fundamentado na direção do diagnóstico e da terapia. Pouco ou quase nada tem sido desenvolvido na direção do que toca o plano da sensibilidade, do que possa promover prazer e realização pessoal. É por esta trilha que perseguimos a música, procurando resgatá-la para

24

INTRODUÇÃO

esses sujeitos, enquanto possibilidades concretas. Entendendo a representação que familiares fazem do indivíduo surdo como ser musical, e a representação de ser musical que o surdo faz de si, gostaria de poder iluminar novos caminhos e novas diferentes possibilidades para eles.

As entrevistas descritas como parte da pesquisa realizada no doutoramento compõem um material muito rico. Minha opção foi entrevistar dois sujeitos surdos (perda profunda) que tivessem estudado em escola especial e passado por uma experiência com música, enfatizando que toda a vivência musical, propiciada durante as duas pesquisas, partia do princípio de que a música era vista como fonte de prazer e realização pessoal. Por isso, entrevistei um sujeito que tivesse participado de minha pesquisa de mestrado "A criança deficiente auditiva e suas reações à música". Essa foi Fabiana, uma jovem de 19 anos. O outro foi um sujeito do grupo da pesquisa "O adolescente deficiente auditivo e a expressão de sua musicalidade". Trata-se de Alberto, um rapaz de 30 anos. Dessa forma seria possível desvelar a representação que esses sujeitos têm de si como seres musicais e refletir sobre "se" e "como" as experiências anteriores poderiam ter tido alguma repercussão sobre essa representação.

Visando enriquecer a análise e ampliar a discussão sobre a representação do surdo como ser musical, foram incluídos dois sujeitos que freqüentaram escola comum e não participaram de nenhuma pesquisa envolvendo música. Seriam os surdos que foram inseridos em grupos de ouvintes e que poderiam, ou não, ter tido experiências musicais.

Um desses casos é Isadora, uma garota de 17 anos. Ela foi indicada por uma fonoaudióloga que, sabendo do meu interesse de pesquisa, sugeriu-me o seu nome, por tratar-se de jovem surda, freqüentadora de escola comum e filha de pai músico.

A MUSICALIDADE DO SURDO

O outro caso foi Mariana, uma jovem de 22 anos. Aqui ocorreu um movimento inverso. Em vez de o pesquisador ir à busca do sujeito, foi este que se ofereceu para a pesquisa. Quando procurei por Alberto, para convidá-lo a participar da pesquisa, fiz contato telefônico com sua sogra, visto que ele mora na casa desta. Diante da apresentação da proposta de pesquisa, essa senhora sugeriu-me a inclusão de sua filha, Mariana, esposa de Alberto, que também é surda e sempre freqüentou escola comum. Caso houvesse interesse de minha parte, ela se incluiria no caso de surdo que cursou escola comum. Diante dessa possibilidade, tendo ouvido os dois que acederam prontamente, decidi, então, incluí-la no estudo.

A inclusão de dois sujeitos surdos que freqüentaram escola especial e de dois que cursaram escola comum constituiu um diferencial significativo, já que essas duas possibilidades de escolhas educacionais são conseqüências de uma visão de mundo, de homem e de surdez que pode ter alguma relação com a representação que esses sujeitos e seus familiares fazem do surdo como ser musical.

Como as entrevistas são muito extensas, em respeito ao leitor, foram escolhidas as mais representativas, com inúmeros episódios capazes de ilustrar e ajudar a elucidar os três aspectos aqui estudados: papéis, representação e estigma. Os casos escolhidos foram o de Isadora e o de Fabiana. Dos outros, usei fragmentos para pontuar alguns conceitos explanados na parte teórica do livro, mas fica aqui uma pequena sinopse para orientar o leitor, quando se deparar com esses fragmentos.

Os quatro entrevistados são portadores de perdas auditivas profundas e sempre utilizaram aparelhos de amplificação sonora. Os dois que freqüentaram escolas comuns contaram com constante acompanhamento fonoaudiológico particular. Vejamos um

26

INTRODUÇÃO

pouco mais sobre os que vão ser referidos como exemplos nos capítulos teóricos que seguem este.

Alberto

Alberto tinha 30 anos quando foi entrevistado e sempre freqüentou escola especial para surdos. Não há uma referência clara à etiologia de sua surdez. Sofreu anóxia de parto e sua surdez é congênita. Tem uma irmã gêmea, outra dois anos mais velha e um irmão cinco anos mais velho. Os irmãos são ouvintes. A mãe era professora e faleceu quando ele estava com 15 anos. O pai, comerciante, trabalhava na área de venda de carros. Alberto faz uso de linguagem oral e gestual. Teve experiências musicais quando adolescente, participando dois anos letivos de um grupo de pesquisa com adolescentes por mim conduzido. No momento da entrevista não houve participação de nenhum familiar de seu núcleo de origem. Posteriormente, em outra data, entrevistei sua irmã gêmea, por indicação do pai. Este negou-se a dar entrevista, alegando que não saberia o que dizer a respeito do filho, por nunca ter-se envolvido diretamente em sua educação, permanecendo no seu papel de provedor. Tal tarefa era delegada à mãe.

Mariana

Mariana, a esposa de Alberto, estava grávida de cinco meses, à época com 22 anos. Freqüentou escola comum, acompanhada de terapia fonoaudiológica. Sua surdez é congênita, possivelmente decorrente de anóxia de parto. Segundo sua mãe, Mariana nasceu de oito meses, ficou "roxinha" e demorou a chorar. Tem uma irmã mais nova de 13 anos e um irmão mais velho, falecido havia três anos. O pai era músico, organista profissional, e faleceu quando ela contava dois anos. A mãe, desenhista industrial, não exercia essa profissão. Vivia de trabalho informal, em casa, pois se encontrava em cadeira de rodas, devido a seqüelas decorrentes de assal-

A MUSICALIDADE DO SURDO

to à mão armada. Sua educação foi na abordagem oralista e teve vivências musicais espontâneas, quando pequena, visto seu pai ser músico. Sua mãe e seu irmão também promoviam a música de forma natural, até a morte dele. Houve tentativas, por parte da mãe, de introduzir aulas de canto para melhoria de sua qualidade vocal, mas ela se negou a participar dessa proposta. A mãe participou da entrevista junto com o casal.

1 A EDUCAÇÃO DO SURDO: ALGUMAS PERSPECTIVAS

Percorrer o caminho histórico por onde tem passado a educação do surdo implicaria percorrer a história da humanidade, tarefa que não faz parte dos propósitos deste trabalho. Entretanto, algumas pontuações marcantes podem situar o leitor e encaminhá-lo para as abordagens educacionais vigentes à época em que fiz o doutorado, que de certa forma influenciaram o meu estudo e de tantos outros colegas envolvidos na educação do surdo.

A surdez sempre esteve presente na história da vida humana. Admite-se que a incidência da surdez adquirida tenha sido maior nos primórdios da humanidade, visto que nos períodos mais próximos e atuais os avanços da farmacêutica e da medicina têm contribuído para sua redução. Também é possível que a surdez hereditária tivesse alta incidência nos tempos pré-históricos. Por outro lado, em épocas e culturas onde era praticado o infanticídio, a incidência da surdez não seria reduzida, pois sua detecção não ocorria senão quando a criança já estava em idade mais avançada. Mesmo hoje, com todo o avanço das condições de diagnóstico, freqüentemente a surdez ainda não é diagnosticada cedo, como seria de esperar.

O papel e o *status* que a surdez tem assumido nos diferentes momentos históricos da humanidade variam conforme as caracte-

A MUSICALIDADE DO SURDO

rísticas e as demandas da sociedade em que ela surge. Na Antigüidade o surdo era visto como incapaz de ser educado e, portanto, considerado não-humano. Aristóteles acreditava que o surdo, por não poder articular a palavra, não podia compreender o outro nem receber instrução. A palavra articulada era a condição para o desenvolvimento do pensamento e o ouvido era o órgão da instrução. Em Esparta atiravam os surdos-mudos do Monte Tayjetos. Em Atenas sacrificavam-nos ou abandonavam. Em Roma atiravamnos no rio Tigre.

Durante a Idade Média (476-1453) a condição de não-humano do surdo foi mantida. Até o século XV esse sujeito era considerado um ser irracional, a quem eram negados direitos civis, sociais e religiosos. Não tinha direito à herança, sofria restrições religiosas e não podia se casar, a não ser que obtivesse uma dispensa do papa.

Em meados do século XVI, a era do obscurantismo começou a se dissipar para o surdo. O médico italiano Girolamo Cardano, que viveu entre 1501 e 1576, propôs que os surdos fossem ensinados a ler e a escrever e mostrou acreditar que esses sujeitos poderiam compreender idéias abstratas, se elas fossem expostas a eles por sinais. Embora Cardano nunca se tenha ocupado, na prática, da educação de um surdo, teve o grande mérito de abolir o conceito de que este era ineducável.

Só no começo da Idade Moderna, entre 1453 e 1789, a educação do surdo começou a se efetivar, verdadeiramente. E foi a Espanha que liderou esse movimento. O desdobramento das forças humanísticas advindas com o Renascimento e a Reforma que tornou a educação popular nos idiomas regionais, em vez do latim, foram as medidas determinantes para a mudança da condição do surdo. Pedro Ponce de León (1510-1584), monge beneditino, é considerado o primeiro professor de surdos na história. Em

30

A EDUCAÇÃO DO SURDO: ALGUMAS PERSPECTIVAS

1555 ele começou a ensinar um surdo-mudo de família nobre a falar. Estabeleceu uma escola num Monastério em Valladolid, onde tutorou filhos da nobreza espanhola.

Nessa época, era comum a presença de filhos surdos na aristocracia espanhola, incluindo a família real. Os casamentos consangüíneos, em função de interesses econômicos, foram os possíveis causadores da alta incidência de crianças surdas, por hereditariedade, nessas famílias. Acredita-se que o primeiro aluno de León foi Francisco Velasco, herdeiro legítimo do Marquesado de Berlanga e o filho mais velho da Casa de Tudor. Em decorrência da sua surdo-mudez foi privado dos seus direitos de primogênito; porém, com os esforços de León, aprendeu a falar, a escrever e recuperou os seus direitos legais à herança, sendo reconhecido como capaz. A partir desse momento histórico, a nobreza, com seu poder econômico e seus interesses quanto à conservação de seus bens em termos de herança, foi a grande mola propulsora do oralismo, no movimento da educação do surdo.

Pouco se sabe a respeito do método de León. Seus escritos se perderam ou foram destruídos. Alunos seus afirmavam que ele começava pela leitura e escrita e então passava à fala, utilizando o alfabeto manual. A descrição mais completa que se tem sobre o seu método foi escrita, em latim, pelo seu aluno surdo, Pedro Velasco, irmão mais novo de dom Francisco Velasco.

Em 1620 Juan Pablo Bonet (1579-1626), natural de Torres de Berellén (Zaragoza), publicou o primeiro livro sobre educação de surdos, intitulado *Reduccion de las letras, y arte para enseñar a hablar los surdos*. Aproveitando-se do testemunho de ex-alunos nobres de León, tentou reproduzir seu método, assumindo-se como o inventor da "arte de ensinar o surdo a falar". Advogava o uso do alfabeto digital, a escrita, a Língua de Sinais e a manipulação dos órgãos articulatórios para ensinar o surdo a ler e a falar.

31

A MUSICALIDADE DO SURDO

Jacob Rodriguez Pereire (1715-1790), outro eminente educador de surdos, espanhol, originário de Estremadura, Espanha, fugiu da perseguição aos judeus, convertendo-se ao catolicismo e refugiando-se primeiro em Portugal e depois na França. Acredita-se que foi Pereire quem introduziu a educação do surdo-mudo na França. Como professor de surdos, foi reconhecido oficialmente pela Academia de Ciências de Paris em 1749, quando apresentou o sucesso obtido com seu aluno d'Azy d'Etavigny. Ele demonstrou que surdos-mudos congênitos podiam aprender a ler, pronunciar e entender palavras comuns, adquirir conceitos abstratos e desenvolver o raciocínio como os ouvintes. Valorizou o uso da leitura labial e do alfabeto manual, mas manteve o seu método de ensino em segredo e, com sua morte, seu método desapareceu.

Outro educador de surdos a ser citado é Samuel Heinicke (1729-1784), o pai da educação dos surdos na Alemanha. Heinicke é geralmente conhecido como o criador do método germânico. Fundou, em 1778, a primeira escola para surdos em Leipzig, reconhecida oficialmente pelo governo alemão. Recebeu influências de Johann Conrad Amman, médico suíço, um dos expoentes do oralismo alemão. Ao não conseguir curar uma criança surda pela via médica, Amman passou a ensiná-la a falar. Suas técnicas oralistas resultaram nos livros *Surdos loquins (The speaking deaf)* e *Dissertation de loquela (A dissertation on speech)*.

Muitos outros educadores de surdos poderiam ser mencionados. Contudo, para que o resgate histórico não se alongue em demasia, gostaria de citar o educador de surdos mais referido na literatura, o abade de L'Epée, Charles-Michel de L'Epée, fundador da primeira escola pública para surdos no mundo, em Paris, em 1755. Ele baseava seu método no princípio de que a Língua de Sinais era a língua natural do surdo e, portanto, seu veículo para o pensamento e para a comunicação. Criou os "Sinais Metódicos"

A EDUCAÇÃO DO SURDO: ALGUMAS PERSPECTIVAS

no intuito de adaptar a Língua de Sinais do surdo à sintaxe e à morfologia do francês, visando ao ensino da leitura e da escrita. Dentro de sua perspectiva o surdo era considerado humano e poderia adquirir conhecimento, sem ter de falar. Embora não se opusesse ao ensino da fala, considerava-o de pouca utilidade, pelo tempo que despendia.

Chegando à Idade Contemporânea (1789-1900), vê-se que os sinais ocupavam um lugar significativo na educação do surdo, seja na Europa, seja nos Estados Unidos onde haviam sido introduzidos pelo americano Gallaudet (1787-1851) e pelo francês Laurent Clerc (1785-1869), discípulo de L'Epée. Já na segunda metade do século XIX a Língua de Sinais começou a ser questionada, e há uma nova guinada nos caminhos educacionais do surdo.

O Congresso de Milão (1880) foi outro marco decisivo na história. Educadores oralistas da França e da Itália esforçaram-se por estabelecer o Oralismo como o método exclusivo de educação do surdo. As resoluções desse Congresso estabeleciam que o uso de comunicação manual poderia restringir e até impedir o desenvolvimento da linguagem e da fala por crianças surdas. Dessa forma o uso da Língua de Sinais foi condenado e o método oral puro se estabeleceu na Europa. A seguir, duas resoluções desse Congresso (Moores, 1996, p. 62):

- Dada a superioridade incontestável da fala sobre os sinais para reintegrar os surdos-mudos na sociedade e dar-lhes o maior conhecimento de linguagem é que o método oral deve ter preferência sobre o de sinais.

- Considerando que o uso simultâneo da fala e sinais tem a desvantagem de prejudicar a fala, a leitura labial e a precisão de idéias é que o método oral puro deve ser preferido.

A partir do Congresso de Milão o Oralismo toma lugar na educação do surdo. A supremacia do Oralismo sobre a Língua de Si-

33

nais é considerada por Moura *et al.* (1997) como uma forma de dominação em que os surdos, pertencendo a uma classe minoritária, têm de se submeter aos desejos da maioria ouvinte e igualar-se a estes a qualquer custo.

Poderíamos dizer também que a vitória do Oralismo sobre a Língua de Sinais aponta para a questão da não-aceitação do diferente. Existe um ideal de normalidade que deve ser perseguido. E isto não acontece somente com o surdo, mas com qualquer sujeito que se apresente fora dos ditames da sociedade. Ou ele se enquadra, ou é estigmatizado.

No século XX, com as conquistas da medicina, especialmente na área de diagnóstico, com os avanços tecnológicos e o desenvolvimento da eletroacústica que indicaram possibilidades de amplificação do som, o Oralismo ganhou novo impulso. O aproveitamento dos resíduos auditivos, mediante aparelhos de amplificação sonora cada vez mais potentes e sofisticados, ou mesmo por meio de intervenções cirúrgicas, como o implante coclear, passou a apontar para a audição residual do surdo como a porta e o caminho para o desenvolvimento de sua linguagem oral.

O implante coclear consiste numa intervenção cirúrgica que tem sido indicada para indivíduos portadores de surdez neurossensorial bilateral profunda. Composto de próteses computadorizadas, com eletrodos implantados no interior da cóclea, tem como função substituir parcialmente as funções desse órgão lesado. O trabalho de habilitação e reabilitação auditiva é parte fundamental dessa proposta.

Os primeiros aparelhos de amplificação sonora surgiram por volta dos anos quarenta. Nesse momento, com os progressos da audiologia, e do diagnóstico, e a partir das medições auditivas e da indicação de aparelhos, o meio científico passa a denominar o surdo de deficiente auditivo. A denominação "deficiente auditivo"

A EDUCAÇÃO DO SURDO: ALGUMAS PERSPECTIVAS

abrange todas as crianças com perda auditiva cuja extensão requeira cuidado educacional especial. Essa denominação está vinculada aos diferentes tipos e graus de perdas auditivas. Com apoio nas recomendações da Conferência de Executivos das Escolas Americanas, define-se "surdo" como todo sujeito cuja perda de audição se estabelece ao nível ou acima de 70 dB NA (decibéis – nível de audição). O surdo, movido pela necessidade de buscar sua própria identidade, estimulado pelos movimentos das minorias, tem-se autodenominado "Surdo" com "S" maiúsculo. Atualmente, as expectativas do Oralismo giram em torno da possibilidade de transformar o surdo em "ouvinte" ou como o ouvinte e oralizá-lo, visando à sua inclusão na sociedade. Dentro do Oralismo, muitas tendências têm surgido, e falar sobre todas exigiria um longo tempo e espaço.

Objetivando maior visibilidade e compreensão de alguns caminhos educacionais e, assim, dentro dessas propostas, compreender o significado que a música assume para o surdo, vou me ater ao Método Oral em duas vertentes: Método Multissensorial e Método Unissensorial ou Abordagem Acupédica.

MÉTODO MULTISSENSORIAL

O *Método Multissensorial* se caracteriza por buscar o desenvolvimento da oralização da criança surda com o uso dos vários sensórios, ou seja, pelo aproveitamento de seus resíduos auditivos, pelo uso das pistas visuais, visando à leitura orofacial, e das pistas táteis. O aproveitamento dos resíduos auditivos se dá com o auxílio de aparelhos de amplificação sonora, sejam eles coletivos e/ou individuais. Para isso a criança é submetida a situações de vivência sonora e treinamento auditivo. A atenção visual para a leitura orofacial envolve a identificação de fonemas, palavras e frases. A

35

pista tátil auxilia na discriminação e produção dos fonemas quando as pistas auditiva e visual não são suficientes. Isso se torna importante para diferenciar duas palavras que são visual e acusticamente muito parecidas, como é o caso de "cola" e "gola", por exemplo. A diferença é sutil e fica difícil discriminar auditivamente o fonema surdo /k/ de "cola" do fonema sonoro /g/ de "gola". Visualmente é mais difícil ainda, visto que a produção desses fonemas se dá dentro da cavidade oral, com a elevação da parte posterior da língua contra o palato, criando uma oclusão. Isto não pode ser percebido visualmente, a menos que o falante exagere a abertura bucal. Nesse caso, utilizando-se da pista tátil, a criança poderá perceber a diferença de produção desses dois fonemas, colocando a mão na parte anterior do pescoço do falante, na região onde se pode sentir a vibração das pregas vocais.

No Método Multissensorial a criança deve ser exposta à língua falada na escola e no lar. Os pais têm um valioso papel, devendo assumir uma postura estimulante para o desenvolvimento da linguagem. O que se busca é fazer com que o surdo fale bem, tenha uma boa leitura orofacial para poder inserir-se no mundo dos ouvintes. Para a aplicação desse método a criança é acompanhada por professores especializados, geralmente dentro de uma escola especial, ou em classes especiais, insertas na rede escolar comum. A escola especial se incumbe dessa tarefa especializada com essas crianças, desenvolvendo a linguagem oral, por meio da estimulação auditiva e leitura orofacial, trabalha com leitura e escrita, assim como tem o dever de se ocupar da atividade acadêmica, explorando as demais áreas do currículo escolar, visando ao pleno desenvolvimento do sujeito. As crianças são agrupadas em classes com poucos alunos – grupos de oito a dez, em média – e devem seguir a mesma seqüência de séries e programas que as crianças ouvintes na escola comum. Na escola especial a criança

A EDUCAÇÃO DO SURDO: ALGUMAS PERSPECTIVAS

convive com os seus pares, com os quais se identifica, o que lhe proporciona boas condições de desenvolvimento emocional.

A classe especial inserta na rede escolar comum enfrenta, na nossa realidade brasileira, a dificuldade de se definir pelas deficiências que atende. Então, é freqüente encontrar surdos com deficientes mentais, com deficientes visuais, ou com outros tipos de deficiência, o que dificulta o trabalho do professor. Este teria de ser polivalente, ou seja, ter formação para trabalhar com as mais diversas deficiências. Por outro lado, como a escola atende a comunidade, é difícil montar classes especiais conforme as deficiências, pois o número de alunos nem sempre é suficiente para a abertura de uma classe. Outra questão importante é que fica difícil a montagem da classe, respeitando a seriação escolar. Dessa forma, o professor tem de atender alunos que devem seguir diferentes programas curriculares. Entretanto, essas classes oferecem a vantagem da socialização das crianças surdas com as ouvintes, já que devem ter aulas como educação física e artes em conjunto, além de conviverem nos momentos de lazer, no recreio. O Método Oral Multissensorial é o que tem sido mais usado no nosso meio.

Outra alternativa atual à escola especial, dentro de uma política de inclusão, consiste na inserção do surdo em classe comum, com o acompanhamento complementar de um professor de apoio, o qual irá trabalhar com ele atendendo a suas especificidades.

O uso da música dentro do Método Oral Multissensorial, geralmente, tem-se dado como complementação ao treino auditivo. Presta-se ao desenvolvimento de certas habilidades, como perceber a altura e a intensidade do som, discriminar timbres. Buscam-se essas habilidades, tendo-se em vista uma melhor percepção auditiva, aprimoramento da fala, melhor qualidade vocal. A música em si mesma, como experiência estética, como fonte de prazer, raramente se faz presente.

A MUSICALIDADE DO SURDO

Método unissensorial ou abordagem acupédica

O *Método Unissensorial* ou *Abordagem Acupédica* tem como premissa que a função auditiva do sujeito surdo deve ser desenvolvida ao máximo, de modo a integrar a audição à personalidade do sujeito. Portanto, o tratamento é concebido, visando, antes de tudo, ao desenvolvimento de sua percepção auditiva. A leitura orofacial não é explorada formalmente e chega mesmo a ser desestimulada, para que a atenção à audição seja plena.

Os princípios básicos da abordagem envolvem:

- Detectar a deficiência auditiva o mais cedo possível para que o programa possa começar a ser desenvolvido imediatamente. Isto visa garantir que a criança passe pelos mesmos estágios de desenvolvimento da função auditiva que a criança ouvinte.

- Proceder à adaptação de dois aparelhos auditivos de amplificação que promovam o máximo aproveitamento do potencial auditivo da criança.

- Oferecer a máxima oportunidade de a criança usar seus resíduos auditivos. Portanto ela deve ser estimulada auditivamente o maior tempo possível para que sua função auditiva alcance pleno desenvolvimento e sua audição se integre à sua personalidade.

- Seguir os padrões normais de desenvolvimento da linguagem. A aquisição dos aspectos fonéticos, ou seja, dos sons da fala, se dá pelo desenvolvimento da função auditiva. Os aspectos semânticos (significados) e sintáticos da linguagem são adquiridos de experiências significativas, estimulantes e motivadoras para a criança. Toda experiência deve ser sempre verbalizada de modo que a aquisição da

38

A EDUCAÇÃO DO SURDO: ALGUMAS PERSPECTIVAS

linguagem possa se dar no envolvimento das situações do cotidiano.

- Propiciar uma atitude e atmosfera acupédica criativa. A criança deve ser "banhada" em som e rodeada por pessoas ouvintes, falantes, que acreditem que ela pode ouvir e se comunicar normalmente.
- Ter os pais, especialmente a mãe, como os primeiros modelos de comunicação. É no aconchego afetivo-emocional da interação um a um que a criança adquire e desenvolve a linguagem.
- Evitar um meio especial, como a convivência com outros surdos. O convívio com crianças ouvintes é indicada como uma condição fundamental para o sucesso do método.

Hoje é pouco o tempo que a criança fica sem ouvir, na maioria dos casos, pois, com o avanço constante da tecnologia, é mais freqüente o diagnóstico da surdez (ser) precoce. Aliado o fato de que a criança, tão logo seja diagnosticada a deficiência auditiva, passe a usar aparelho de amplificação, o que facilita a integração da audição na personalidade, a aquisição da linguagem será praticamente pela audição. Essa ênfase é muito importante na audiologia educacional.

Esses princípios evidenciam que o objetivo maior da proposta acupédica é a integração da criança surda no mundo do ouvinte. As crianças atendidas dentro dessa abordagem iniciam o trabalho quando bebês, tão logo seja diagnosticada a surdez. O trabalho desenvolvido requer uma orientação familiar intensa, um acompanhamento fonoaudiológico sistemático, assim como a inclusão da criança em escola comum.

Pensando a questão da música na educação do surdo, posso afirmar que nenhum desses métodos prevê seu uso como fonte de prazer ou de realização humana. Ela pode estar presente nos cur-

39

A MUSICALIDADE DO SURDO

rículos das escolas especiais, mas o que se constata' é a sua utilização como instrumento de estimulação auditiva, visando ao aprimoramento da fala, seu ritmo e entonação.

A música é para ser usada sempre, mesmo com uma criança profundamente surda. Pollack (1977, p. 78-9), defensora da abordagem acupédica, pontua que os aparelhos de amplificação individual ou mesmo o implante coclear permitem, de forma bastante eficaz, ouvir o rádio, a televisão e outros meios que reproduzem música. A criança pode ser embalada ao som de uma canção de ninar, ou segurada pela mão e levada a marchar ao redor da sala, ao som de uma música marcial. As crianças apreciam dançar, se divertem batendo palma para uma música girando ou sendo girada.

A mãe de um bebê deficiente auditivo deve ser lembrada de cantar quando o está ninando, e expô-lo com freqüência a música e programas musicais da TV. Os resultados de uma estimulação como essa serão muito benéficos em termos do desenvolvimento social.

Na escola comum a música pode fazer parte do currículo e, como veremos a seguir, transformar-se em instrumento de sofrimento, quando o surdo tem de se submeter a avaliações descabidas e sem sentido, como provas escolares de música. Poderia questionar até qual é o lugar dado à música no plano curricular de educação de crianças ouvintes. Mas esta seria outra questão que não cabe agora.

O caso de Mariana ilustra isso. Ela freqüentou escola comum, acompanhada de terapia fonoaudiológica numa abordagem oralista, e teve aulas de música dentro do currículo das escolas comuns que freqüentou.

As primeiras experiências musicais formais de Mariana foram assustadoras. Na escola comum, para ouvintes, tinha aulas de música e, então, como os demais alunos, tinha de se submeter a avaliações. As provas de música eram extremamente exigentes para

40

A EDUCAÇÃO DO SURDO: ALGUMAS PERSPECTIVAS

uma garota na sua condição de surda. Como se mostrar competente? O que se esperava dela, uma garota surda que perseguia incansavelmente o papel de "ouvinte-falante"? Sentia as suas dificuldades, mas estava numa escola comum e tinha de responder como os normouvintes o faziam. Veja-se o seu depoimento:

Mariana: (...) Acho que na Escola "X"! Aí comecei a ter muita aula de música. Ficava muito assustada porque tinha prova de música. Prova de Música! Não sabia o que que era e o que que é pra quê!

As aulas de música foram se tornando menos assustadoras à medida que passaram a fazer parte do cotidiano de Mariana. E assim foi até à 5ª série do primeiro grau.

Mariana: Mudei pro Rio. Aí cheguei na 5ª série. E tive aulas de músicas também que eram grupos diferentes. Lembra, mãe? A gente ia "entortá" (entenda-se tocar) toda hora música, três vezes por semana. Aí eu tinha muitas experiências música. Tirava nota alta. Então depois eu mudei pra São Paulo. Acabou a música. Não tinha mais aula de música.

Os movimentos mais recentes na educação de surdos, ante os resultados nem sempre satisfatórios do Oralismo, têm buscado o resgate da Língua de Sinais, visando a seu amplo desenvolvimento social, emocional, intelectual, lingüístico, acadêmico, de acordo com suas possibilidades.

Bimodalismo é uma proposta de educação de surdos surgida nos Estados Unidos na década de 1960, que contempla a prática concomitante de sinais, retirados da Língua de Sinais e da língua oral. A criança é exposta à estrutura da língua oral. Não se utiliza a estrutura da Língua de Sinais. Originalmente foi concebida como

A MUSICALIDADE DO SURDO

Comunicação Total, que preconizava o maior número possível de informações. Estas englobavam o uso de aparelhos de amplificação sonora individuais, para o aproveitamento dos resíduos auditivos, o desenvolvimento da leitura orofacial, a fala, o uso dos sinais e do alfabeto manual. Com o passar do tempo, o emprego dos sinais permaneceu mais como apoio para o desenvolvimento da oralidade, descaracterizando a concepção original da Comunicação Total. Passa, então, a ser denominada Bimodalismo. A crítica que tem sido feita a esse sistema de educação é que, ao usar os sinais, mas desconsiderar a Língua de Sinais, que têm uma estrutura própria, diversa da língua oral, aquela acaba sendo desrespeitada e violada no seu arcabouço.

Outra proposta da atualidade é o *Bilingüismo*. Pressupõe o uso de duas línguas, ou seja: a Língua de Sinais e a língua oral. Dentro deste enfoque, o surdo é considerado diferente porque não ouve, mas com as mesmas capacidades que o ouvinte. A diferença do surdo se assenta na sua primeira forma de comunicação, a Língua de Sinais, considerada sua língua natural. A partir da aquisição desta, como sua primeira língua, o surdo se vê garantido no seu desenvolvimento social, cognitivo e lingüístico. Desta forma, a aquisição da segunda língua, a oral, e a sua modalidade escrita serão facilitadas e poderão dar-se para aqueles que tiverem possibilidade de fazê-lo.

Acredito que esta exposição, ainda que não abranja todos os métodos utilizados na educação de surdos, possa ter dado ao leitor uma visão no sentido de situá-lo no panorama educacional que envolve a educação deles.

42

2 PAPÉIS, REPRESENTAÇÃO E ESTIGMA

Estas são, na verdade, as chaves conceituais para a leitura e a compreensão dos fenômenos que transitam pelos bastidores existenciais do surdo e seus familiares, no que se refere às suas possibilidades musicais. E, para uma leitura e compreensão dos fenômenos que permeiam a vida e as percepções do surdo e seus familiares, nas suas possibilidades musicais, torna-se necessário definir esses conceitos norteadores fundamentais.

Uma das chaves mestras adotadas aqui e, conceitualmente, importante para os propósitos deste trabalho consiste na noção de *papel*. Moreno foi um dos pioneiros a situar o conceito de papel, quando chegou à América em 1923, e é a partir de sua ótica que abordaremos esse conceito. O princípio de que o homem é um animal social, que não pode viver só e para viver com os demais tem de se adaptar a regras de convivência social, é a base desta teoria. Tais regras definem modos de agir, de se comportar junto aos outros. Elas vão se configurar em papéis. Portanto, a sociedade exige que seus membros os assumam e se comportem de acordo com esses papéis prescritos pela cultura em que estão insertos, para que sejam aceitos socialmente.

Outra chave mestra refere-se ao conceito de *representação*. A construção do conhecimento, pelo indivíduo, deve ser abordada

A MUSICALIDADE DO SURDO

como processo, e não apenas conteúdo. As representações são produzidas dinamicamente no aqui-e-agora, mas também produtos de processos históricos. Constituem conhecimentos que têm por objetivo orientar e situar o homem no seu meio e definir sua identidade.

Finalmente, a outra chave conceitual deste tripé refere-se ao conceito de *estigma*. Este é uma perspectiva gerada nas situações sociais em que as suas normas não são cumpridas. O indivíduo estigmatizado não assume os papéis sociais conforme prescritos dentro do que se aceita como normalidade. Ele é um desviante e, portanto, indesejável.

Sobre a Teoria de Papéis

Não é próprio do homem viver na solidão, mas em coletividade. Dentro da coletividade este homem assume papéis circunscritos pela cultura.

Papel ou *role* (em inglês) significa, na sua origem, uma folha com um escrito ou o *script* que o ator deve seguir numa peça de teatro. Este conceito origina-se no teatro grego clássico, em que as partes dramáticas a serem apresentadas ao público eram escritas em "rolos". Por volta do século XI passou também a ser empregado como função social. Já nos séculos XVI e XVII, com o surgimento do teatro moderno, os *roles* consistiam no registro dos papéis das personagens dramáticas.

Moreno definiu "papel" como a menor unidade cultural de conduta, por meio do qual o homem se dá a conhecer. O papel constitui o aspecto tangível do "eu". Com o desenvolvimento dos vários papéis que este homem vai assumindo durante a sua existência, ele vai formando o seu "eu". Moreno coloca que o desempenho dos papéis precede o aparecimento do "eu" e a aquisição

44

PAPÉIS, REPRESENTAÇÃO E ESTIGMA

da linguagem, ou seja, o "eu psicológico" surge a partir dele. Sobre a importância do desempenho de papéis, assim ele se expressa:

> Consideramos os papéis e as relações entre papéis o desenvolvimento mais significativo em qualquer cultura específica. Ao padrão de relações em torno de um indivíduo, como seu foco, dá-se o nome de seu átomo cultural. Todo indivíduo, assim como tem um conjunto de amigos e um conjunto de inimigos – um átomo social –, também possui uma gama de papéis que se defronta com outra gama de contrapapéis. São os aspectos tangíveis do que é conhecido como "ego", os papéis em que ele atua. (1993, p. 135)

A criança, antes e depois do nascimento, vive a indiferenciação. Ela é lançada num universo que Moreno denomina *matriz de identidade*. A matriz de identidade oferece a *placenta social* à criança para que aí ela possa se arraigar. Nessa placenta a criança estabelece vínculos com seus pais e outras pessoas significativas à sua existência. A mãe e a criança, mediante seu vínculo, formam um todo inseparável, constituindo o núcleo fundamental da matriz de identidade. Nesse momento a criança não se distingue da mãe nem dos objetos que a circundam.

Aí se coloca o *lócus existencial* de onde surgirão os papéis. Esses papéis, precursores do "eu", vão se agrupando, constituindo cachos ou feixes. Tratando-se de uma unidade cultural de conduta, deduz-se que a cultura fornece o *script* a cada papel. Por outro lado, tratando-se de uma constituição e manifestação do "eu", esse realimenta e transforma o *script*, movido pela espontaneidade criadora.

Os primeiros papéis que a criança desenvolve são os psicossomáticos, tais como: contactador, ingeridor, urinador, respirador, defecador, perceptor e cinésico. Esses papéis vão formando o "eu

45

A MUSICALIDADE DO SURDO

fisiológico", atendendo às necessidades biológicas da criança. Esse cacho de papéis psicossomáticos é a manifestação de um "eu" parcial.

Numa segunda fase do desenvolvimento da matriz de identidade, a criança inicia o *reconhecimento do eu*. Começa a se relacionar com o não-eu e descobre-se distinta do outro. Egocêntrica, vê-se como o centro do universo e não distingue a realidade do imaginário. À medida que vai encontrando resistência e limites às suas ações, começa a distinguir o real do imaginário e chega ao fim dessa fase.

Surge nesse momento a *função psicodramática*. É quando a criança, tendo de lidar com os limites, passa a identificar-se com o adulto, na tentativa de recuperar, na imaginação, os poderes perdidos e a representar ludicamente o seu papel, pelo jogo simbólico. Com a inversão de papéis com os pais, vive e vai descobrindo a rede de papéis sociais em que está inserta e inscrevendo a sua identidade. Nessa terceira fase há o *reconhecimento do tu e do outro* e surge a *espontaneidade criativa*.

O papel pode ser pensado não apenas como padrões culturais de conduta, mas como *as próprias formas de ser num universo cultural-social-político-econômico, tais quais codificadas pelos valores vigentes* (Naffah Neto, 1989, p. 97).

Os papéis circunscrevem o sujeito na peça da existência humana e num enredo que ele desconhece. Atuando nos diferentes grupos sociais, assume-se ator representando o drama, mas nem sempre sua autoria. Muitas vezes os papéis assumidos por uma pessoa não são por ela conhecidos, ou são assumidos irreflexiva ou inconscientemente. Outras vezes lhe são impostos. Outros permanecem no imaginário ou são reprimidos.

Os papéis se complementam no movimento relacional, sendo pautados pelas expectativas que a própria relação vai desvelando

46

no seu processo. Essas expectativas podem se apresentar cristalizadas e ser atendidas sem questionamento, ou se atualizar, possibilitando respostas espontâneas e criativas, que resultam em co-criação.

Evidentemente, atores pouco espontâneos, adestrados por um contexto social autoritário, repressor, ficam impedidos de co-criar, permanecendo presos à conserva cultural. Nesse caso, as mesmas respostas de sempre são dadas às situações, sejam elas velhas ou novas.

O ator, ao representar um papel, representa a personagem fornecida pelo *script*, ao mesmo tempo que se deixa escapar por ele. A platéia captura ambos, mas não apenas esses dois "outros". O próprio "eu" do sujeito-platéia é incluso nessa dinâmica.

Ao assumir um papel, vários outros acompanham o sujeito, porque ele é multiplicidade. Assim, uma pessoa é mãe, mas também é filha; é professora, bem como aluna; é tia, mas igualmente sobrinha.

Um papel influencia o outro e, quando se representa um deles, de alguma forma os demais permeiam a relação existente entre o papel e o seu complementar. Ou seja, ao se representar o papel de mãe, o papel de filha, de amiga, de tia, vários outros povoam essas relações, refletindo-se nelas.

Os múltiplos papéis vividos pelo indivíduo, desde o nascimento e ao longo de toda a existência, darão na sua totalidade a imagem do seu "eu".

Como a matriz da identidade é, no momento de nascer, o universo inteiro do bebê, não há diferenciação entre o interno e o externo, entre objetos e pessoas, entre psique e meio, a existência é uma e total. Talvez seja útil considerar que os papéis psicossomáticos, no decurso de suas transações, ajudam a criança pequena a experi-

A MUSICALIDADE DO SURDO

mentar aquilo a que chamamos "corpo"; que os papéis psicodramáticos a ajudam a experimentar o que designamos por "psique"; e que os papéis sociais contribuem para produzir o que denominamos "sociedade". Corpo, psique e sociedade são, portanto, as partes intermediárias do eu total. (Moreno, 1993, p. 26)

Para ilustrar, reproduzo um trecho da entrevista com a mãe de Mariana, Lara, quando esta contou sobre o filho mais velho, Flávio, falecido três anos atrás, quando tinha 21 anos. Relata que o filho era apaixonado por música, adorava ir a danceterias. Lara descreve esse filho como uma pessoa de fácil convívio, alegre e comunicativo. Ele cuidava muito de Mariana e teria assumido o papel de "terapeuta" da irmã, ensinando-a a falar.

O papel de "terapeuta", assumido por Flávio, pode ser visto como um papel que lhe foi atribuído. Dentro do Método Unissensorial, numa abordagem acupédica, a família assume a função fundamental de propiciar à criança surda um contexto estimulante e constante quanto à linguagem e à audição. Pais e filhos, avós, babás, todos são chamados a participar intensa e efetivamente do processo de reabilitação da criança. Isto explica por que a mãe se refere ao irmão mais velho de Mariana como o seu "terapeuta". Observemos sua fala:

> Mãe: Então o Flávio era apaixonado por música também! Ele adorava ir pras danceterias. Então ele ia pelo menos duas a três vezes por semana. E eu também ia naquela época. E nós íamos juntos nessa época que ele estava maiorzinho e a Mari acompanhava muito a música dentro de casa naquela época, né? Quando o Flávio estava vivo.
>
> Nadir: E como era a ligação dela com o Flávio?
>
> Mãe: Ah, era boa! O Flávio se dava muito bem com todo mundo. Era uma pessoa muito fácil de conviver, muito engraçado, muito alegre, muito comunicativo. Se davam bem! Ele cuidou muito dela. Ele

48

cuidou muito dela. Ajudou muito ela a falar. Tem muitas fitas gravadas que ele ensinava ela a falar, né? Assim, ou mesmo fazendo terapia. Ele ajudou a fazer terapia com ela. Ensinava: "Mariana, olha o avião! Vô_____, vô_____!"

REPRESENTAÇÃO NA PERSPECTIVA DE GOFFMAN

O sentido geral que se tem de *representação* consiste no ato de repetir a presença, repetir a apresentação; ser a imagem ou a reprodução de algo; desempenhar um papel, interpretar um papel no teatro.

Imagem é aquilo que evoca determinada coisa por ter com ela semelhança ou relação simbólica.

Estas são algumas das definições correntes encontradas em dicionários. O que dizem a esse respeito os que se têm debruçado sobre o assunto?

Na busca da compreensão das representações sociais, pode-se procurar articulá-las com a representação teatral, utilizando-se dos princípios da dramaturgia. Enquanto no teatro existem o ator, a personagem e a platéia, na vida cotidiana consideram-se apenas dois elementos, quais sejam, o papel que o indivíduo desempenha e os papéis dos outros que também constituem a platéia.

O indivíduo, ao expressar-se por meio de papéis, procura por vezes dar uma impressão calculada ao outro. Ele espera que a "platéia" acredite na personagem que representa. "Representação" é uma atividade, como outra qualquer, que um indivíduo exerce perante um grupo de observadores e tem alguma influência sobre esses.

O termo "pessoa" tem sua origem na palavra latina *persona*, que significa "máscara". As máscaras, no teatro antigo, apresentavam orifícios por onde o ator fazia ressoar a sua voz, ou seja, dizia em voz alta, *personare* (para ressoar). Portanto, a palavra "pessoa" na sua origem queria dizer "máscara". Assim, reconhece-se que a pessoa está sempre representando papéis e, por meio deles, dando-se a conhecer.

"Fachada" refere-se ao conjunto de expressões que pode ser do "tipo padronizado intencional ou inconscientemente empregado pelo indivíduo durante sua representação" (Goffman, 1995, p. 29). A "fachada pessoal" é formada pela "aparência" e pela "maneira". A "aparência" é determinada pelos estímulos que revelam o *status* social do ator. "Maneira" refere-se aos estímulos que o ator utiliza para se expressar e dar informações sobre o papel de interação. Por exemplo, uma maneira humilde pode ser adotada para dar a impressão de que o ator espera submeter-se às ordens do outro. "Aparência" e "maneira" podem ser contraditórias. O indivíduo deseja expressar uma aparência, mas a maneira como age não se coaduna com o seu desejo.

A "fachada social" pode ser institucionalizada em função de expectativas estereotipadas. Nesse caso, define-se como "fachada coletiva". Geralmente, ao assumir um papel social estabelecido, o ator se depara com uma fachada também já estabelecida para ele.

Outra noção explorada por Goffman é que uma representação traz no seu bojo uma concepção idealizada da situação. Assim, o ator pauta-se nos "valores oficialmente reconhecidos pela sociedade" e procura expressá-los na sua representação, tentando abandonar ou esconder tudo o que seja incompatível com o papel.

O ator pode apresentar uma representação e não conseguir dar a impressão de verdadeira. A platéia, ao perceber essa contradição entre a aparência e a realidade, perde a confiança no ator e este sofre a humilhação da reputação perdida. Às vezes a representação falsa compõe-se de mentiras que podem ser aceitas. É o

PAPÉIS, REPRESENTAÇÃO E ESTIGMA

caso, por exemplo, do médico que dá um diagnóstico falso ao paciente porque este não suportaria conhecer a verdade. Outro exemplo diz respeito ao surdo. É comum que os pais retirem aparelhos de amplificação sonora de seus filhos quando estão na rua, para que ninguém perceba que são surdos.

Um problema que Goffman levanta quanto às representações refere-se ao "controle de informação". Ele alude ao fato de muitas vezes ser indesejável que o público se aproprie de informações negativas sobre a situação. Os segredos devem ser indevassáveis porque são incompatíveis com a imagem que se pretende apresentar ao público. São os segredos "temidos". É o caso, por exemplo, de uma jovem que apresentava uma mecha de cabelos brancos, sinal da Síndrome de Wardemburg. Entre suas possibilidades, essa síndrome poderia manifestar a surdez. Então a mecha foi escondida com tintura de cabelo e o segredo foi escondido do futuro marido. O fato veio à tona por ocasião do nascimento da primeira filha, que nasceu surda. Esclarecido o diagnóstico, o pai, médico, sentindo-se ludibriado pela esposa e pelo sogro, também médico, solicitou anulação do casamento.

Segundo a teoria das representações de Goffman, as técnicas defensivas de manipulação da informação são criadas para proteger os atores e o próprio espetáculo. O público, por seu lado, também apresenta uma tendência a proteger os atores e, discretamente, se afasta dos bastidores, onde essas informações indesejáveis circulam.

"Estabelecimento social" é definido como "qualquer lugar limitado por barreiras estabelecidas à percepção, no qual se realiza regularmente uma forma particular de atividade" (Goffman, 1995, p. 218). Dentro desse estabelecimento social é que se dá a manipulação da impressão. Atores e platéia se conduzem de modo que as representações e as impressões ocorram de acordo com o dese-

51

A MUSICALIDADE DO SURDO

jado. À platéia são vedados os bastidores para que se garanta o espetáculo.

Dentro das interações sociais, os indivíduos tendem a buscar o real das situações, ou seja, desejam conhecer os dados sociais relevantes com relação ao outro. Como isso não se torna visível no momento, conta-se, então, com as aparências. Assim, os indivíduos se tratam com base na impressão que têm uns dos outros. Cada um se esforça para que a impressão causada seja a desejada.

Goffman coloca que o indivíduo, ao representar a si mesmo, desenvolve dois papéis fundamentais: como ATOR, ele é "um atormentado fabricante de impressões", envolvido na encenação de uma representação. Como PERSONAGEM, mostra-se "uma figura admirável, cujo espírito, força e outras excelentes qualidades, a representação" deve evocar (1995, p. 230).

Seja pela via das representações, seja pela via dos papéis internalizados, o que se conclui é que as relações interpessoais, o ser-no-mundo com-o-outro, longe de se dar de modo livre, espontâneo e criativo, freqüentemente é marcado pelo preconceito, pelos estereótipos, pelo já dado. Essas conceituações e reflexões teóricas nortearão a análise que faremos a respeito da representação que pais e surdos têm destes, como seres musicais.

Representações sociais sob a ótica de Moscovici

O termo "representações sociais" foi criado pelo psicólogo social francês Serge Moscovici para designar *uma modalidade de conhecimento particular que tem por função a elaboração de comportamentos e a comunicação entre indivíduos* (1978, p. 26).

Uma psicologia social, quanto mais socialmente orientada, deve considerar tanto os comportamentos dos indivíduos como os

52

fatos sociais *em sua concretude e singularidade histórica e não abstraídos como uma genérica presença de outros.* Os fenômenos psicossociais, a influência dos contextos sociais sobre os *"comportamentos, estados e processos individuais" podem ser tão relevantes quanto a participação dos indivíduos na construção das "próprias realidades sociais"* (Pereira de Sá, 1995, p. 20).

A sociedade concebe crenças, pensamentos sobre determinado objeto, cria imagens, representações sociais que vão pautar as relações com ele. Em outras palavras, aquilo que ela concebe, imagina acerca desse objeto vai formar a base de seus modos de se conduzir perante ele e possibilitar a comunicação entre os indivíduos dentro dessa sociedade.

As representações sociais compõem-se de conjuntos dinâmicos de conceitos, produtores de comportamentos e de relações com o meio ambiente, considerados como teorias, ciências coletivas que se destinam à interpretação e à elaboração do real.

> Elas determinam o campo das comunicações possíveis, dos valores ou das idéias presentes nas visões compartilhadas pelos grupos, e regem, subseqüentemente, as condutas desejáveis ou admitidas. (Moscovici, 1978, p. 50-1)

Pensemos o caso da surdez. Quando diagnosticada, o senso comum traz uma representação de surdo – aquele que não escuta – que é imediatamente assumida pela família. Ser surdo é ser incompleto. Associada à imagem de surdo vem acoplada a imagem de mudo. Assim, a representação social que se tem do surdo é de um ser incompleto, menor. Não está em discussão o quanto ele pode ainda escutar, beneficiado por aparelhos de amplificação sonora e um trabalho educativo. Não está em pauta o ser de possibilidades que está por trás, ou melhor, para além da surdez. O rótulo está dado, a imagem é incorporada.

No *imaginário popular* transitam crenças e mitos sobre a surdez que estão permeados por dados da realidade, assim como por imagens e fantasias irreais. Portanto, a representação que se tem da surdez e do surdo vem marcada tanto por verdades quanto por inverdades, tornando o sujeito e os que o rodeiam prisioneiros dessa trama. Engendrados nesses fios constroem, enfrentam e estabelecem modos de se relacionar com a realidade.

Trazendo Moscovici para iluminar alguns conceitos, encontramos os *mitos* como "formas primitivas de se pensar e se situar no mundo" Já a *imagem* é conceituada por esse autor como uma "organização mais complexa ou mais coerente de juízos de valor ou de avaliação". O psicólogo supõe que as imagens constituem "sensações mentais", impressões sobre objetos e pessoas, que ficaram marcadas no cérebro. Ela é conceituada como "reflexo interno de uma realidade externa, cópia fiel no espírito do que se encontra fora do espírito" (idem, p. 47). A *representação social* é encarada como "vias de apreensão do mundo concreto, circunscrito em seus alicerces e em suas conseqüências" (idem, p. 44). Além de produzir comportamentos e modos de relação com o meio ambiente, ela estabelece formas possíveis de comunicação, de transmissão de valores e de idéias socializadas pelos grupos.

Moscovici aponta a *representação* como um processo "que torna o conceito e a percepção de certo modo intercambiáveis, uma vez que se engendram reciprocamente" (idem, p. 57). Segundo o autor, a representação manifesta uma relação com o objeto. Enquanto a percepção implica a presença do objeto, a conceptualização implica a sua ausência. Portanto, ela "re-presenta um ser, uma qualidade, à consciência, quer dizer, presente mais uma vez, atua-

PAPÉIS, REPRESENTAÇÃO E ESTIGMA

liza esse ser ou essa qualidade, apesar de sua ausência ou até de sua eventual inexistência" (idem, p. 57). Moscovici pontua ainda que, por meio do conceito, a representação organiza o que vai ser "reintroduzido e reaprendido no domínio sensorial" e, da percepção, "conserva a aptidão para percorrer e registrar o inorganizado, o não-formado, o descontínuo". "A percepção engendrada pelo conceito irá distinguir-se, necessariamente, da percepção que subentendeu inicialmente o conceito" (idem, p. 58). Discorrendo sobre a natureza atualizada das representações, ele diz:

> De fato, representar uma coisa, um estado, não consiste simplesmente em desdobrá-lo, repeti-lo ou reproduzi-lo; é reconstituí-lo, retocá-lo, modificar-lhe o texto. A comunicação que se estabelece entre conceito e percepção, um penetrando no outro, transformando a substância concreta comum, cria a impressão de "realismo", de materialidade das abstrações, visto que podemos agir com elas, e de abstração das materialidades, porquanto exprimem uma ordem precisa. Essas constelações intelectuais, uma vez fixadas, fazem-nos esquecer que são obra nossa, que têm um começo e terão um fim, que a sua existência no exterior ostenta a marca de uma passagem pelo interior do psiquismo individual e social. (Idem, p. 58)

A função das *representações sociais* reside nas contribuições que elas dão *aos processos de formação de condutas e de orientação das comunicações sociais* (idem, p. 77). Assim ela orienta e justifica os comportamentos humanos dentro dos grupos.

Como se formam as representações sociais? Que processos participam da sua formação? Pela teoria das representações sociais, Moscovici descreve dois processos presentes nessa construção. Ele refere-se primeiramente ao processo de *objetivação* pontuando que por intermédio deste ocorre a "passagem de conceitos

55

e de idéias para esquemas ou imagens concretas" (idem, p. 289).

Dessa forma, este processo contribui para a construção do "núcleo imaginante" da representação e da sua realidade social, ou seja, um conjunto de imagens que reproduzem e tornam reais as idéias. O segundo processo, *amarração ou ancoragem*, consiste no estabelecimento de uma "rede de significações" em torno de um objeto, de modo a consolidar vínculos entre este e o meio social, dando-lhe um sentido. É tirá-lo do lugar de estranho e ameaçador, denominando-o e classificando. Ao denominar esse objeto, enfrentam-se o medo e a angústia provocados pelo desconhecido.

Na busca de uma articulação desses conceitos com a construção da representação que se faz do sujeito surdo, poderíamos dizer que a sociedade apresenta ao sujeito surdo a *representação* que faz dele como portador de uma deficiência, a auditiva. A medicina traz o diagnóstico, explica o que é surdez, avalia o grau de perda auditiva. A família e a sociedade se apropriam desses conceitos, sofrem seus impactos, buscam compreendê-los e constroem imagens que possam dar consistência e realidade a essas idéias. Assim, vai se edificando a representação social que fazem do surdo. Essa representação funciona como um espelho em que o sujeito vê a sua imagem e crê nela. Portanto, o sujeito passa a se ver através dos "olhos" do grupo social em que está inserto, num tempo e momento histórico. A sua imagem é o reflexo da imagem social.

Mas como imagens, fantasias vão se engendrando no pensamento humano e interferindo na leitura da realidade?

Seguindo ainda com a teoria das representações sociais de Moscovici, as *representações sociais* são fruto de conceitos racionais científicos incorporados ao senso comum e que se transformam em imagens, fantasias, mitos e crenças, indo constituir o *imaginário popular*, orientando o modo de encarar e o poder de construir a realidade.

Essas representações sociais consistem num "sistema de pensamento" que determinado grupo social desenvolve a respeito de si mesmo ou de outros grupos, ou de fenômenos, de forma dinâmica e interativa, definindo o modo de se relacionar com o novo.

O conhecimento, proveniente do universo científico, ingressa na vida cotidiana e, passando por processos de reciclagem, se transforma em senso comum. Para que isto ocorra, esse conhecimento primeiramente cai no "mundo da conversação", desperta a curiosidade, passa por "permutas verbais" e assim se integra ao saber popular.

Portanto, a *representação social* de um objeto é fruto dessa dinâmica de intercâmbio de idéias e imagens, dentro do grupo social e, conseqüentemente, determinante da conduta em relação a ele.

Segundo Moscovici, esse movimento todo de construção e reconstrução do "real" tem por objetivo *tornar familiar o insólito e insólito o familiar, mudar o universo sem que ele deixe de ser o nosso universo* (idem, p. 60). Transformando-o em familiar, vence o medo da perda de seus referenciais. Portanto, a representação das coisas surge como um modo de lidar com suas necessidades, num contexto cultural específico, dentro de um conjunto de relações sociais. Dessa forma o homem enfrenta o desconhecido, aquilo que o inquieta, atemoriza e angustia.

Ilustrando essa conceituação, deparamo-nos com o fato de que o surdo, até meados do século XVIII, era considerado por lei "incompetente", sendo-lhe negados direitos humanos fundamentais. Não podia herdar propriedades, casar-se, receber instrução, pois era considerado "estúpido".

Se a representação que se tinha de um surdo era de "estúpido", nada se poderia esperar dele além do que se esperaria do "estúpido" e, portanto, o tratamento que se lhe dispensaria seria de acordo com a sua condição.

A MUSICALIDADE DO SURDO

Moscovici discorre sobre como as imagens se referem aos preconceitos raciais e sociais que se assentam *num fundo de sistemas, de raciocínio de linguagens, no tocante à natureza biológica e social do homem, suas relações com o mundo*. Ele pontua que *esses sistemas são constantemente interligados, comunicados entre gerações e classes, e os que são objeto desses preconceitos vêem-se mais ou menos coagidos a entrar no molde preparado e a adotar uma atitude conformista* (idem, p. 49).

Para ilustrar a objetivação da representação social do ser musical que se concretiza no cotidiano pela imagem de "bons ouvidos", Lara, mãe de Mariana, ao mesmo tempo que a considera musical, pelo seu gosto manifesto desde pequena e pela sua participação nas vivências lúdicas musicais da família, se contradiz quando aponta a dificuldade da filha diante da música, dado o seu baixo limiar auditivo. Portanto, esta representação parece embutir a idéia de que, para ser musical, é necessário ser ouvinte. Nesse enfoque, a musicalidade é atributo de quem tem boa audição, bastante talento e criatividade. Eles parecem ser os constituintes da representação social do ser musical. Este pertence a um grupo social particular, em que as atividades práticas confirmam o seu papel.

Então! Então, às vezes eu colocava para Mariana e falava: esse é sobre a água. E tentava ver se ela conseguia ouvir alguma coisa, mas é muito difícil! A Mariana tem um limiar bem baixo. Então ficava muito difícil. Tinha que colocar muito alto e às vezes ela acostumava com o ritmo, aquele ritmo da música que ia e vinha. E aquilo fazia descansar...

A seguir, partindo do princípio de que o estranho perturba e atemoriza, passaremos à terceira chave conceitual norteadora deste trabalho: o estigma.

58

Estigma

A sociedade, assim como o próprio surdo, vê a surdez como um estigma. Este é um atributo profundamente depreciativo que atinge um e confirma a normalidade do outro. Goffman (1988) e Nuñez (1989) foram os estudiosos com os quais pude identificar os rumos que dei para conhecer melhor o estigma.

O termo foi criado pelos gregos, na Grécia Antiga, para indicar sinais corporais que evidenciavam algo excepcional ou negativo sobre a condição moral de uma pessoa. Poderia tratar-se de um escravo, ou criminoso, por exemplo, e essa pessoa deveria ser evitada.

Hoje o termo "estigma" é aplicado fundamentalmente para referir-se a diversas desgraças que podem acometer o ser humano: físicas, psíquicas, morais, mentais. O que fica evidente é que algumas pessoas não preenchem as expectativas que se têm delas, no que se refere a atributos estabelecidos como naturais. Esses atributos são estabelecidos pela sociedade como meios de categorizar os sujeitos. Eles constituem exigências estabelecidas na forma de expectativas normativas.

No caso do surdo, sua dificuldade ou impossibilidade auditiva, sua linguagem e sua fala prejudicadas são os sinais de que ele é diferente, de que foge aos padrões de normalidade e não responde às expectativas sociais depositadas nos indivíduos. Ele é um estigmatizado, considerado um ser inferior e, conseqüentemente, um desacreditado.

Essas exigências que a sociedade impõe aos seus sujeitos, conforme Goffman esclarece, vão definir uma *identidade social virtual*, enquanto o sujeito, ao apresentar efetivamente seus atributos reais, revela a sua *identidade social real*.

Quando uma pessoa não apresenta um ou todos os atributos esperados, ou revela um ou vários atributos negativos ou profundamente depreciativos, ela é estigmatizada.

Goffman ainda distingue dois tipos de estigmatizados: o *desacreditado*, que é o portador de um atributo depreciativo conhecido ou evidente; e o *desacreditável*, aquele cujo atributo não é conhecido, nem imediatamente perceptível.

O estigmatizado é visto como alguém que não é "completamente humano". Em face disso, ele é, então, discriminado. Não se vêem suas possibilidades de ser-no-mundo, de estar em relação e de ser livre. Ele não é visto com respeito, nem com consideração.

Para o estigmatizado ser aceito e integrado na sociedade, todas as tentativas e esforços devem ser feitos no sentido de corrigir e superar o defeito estigmatizante.

Muitas vezes, na busca da superação do estigma, esses sujeitos acabam vítimas de pessoas inescrupulosas e fraudadoras que lhes vendem a esperança de soluções miraculosas e enganosas. Outras vezes acabam por realizar esforços sobre-humanos, visando desenvolver habilidades quase impossíveis, como uma maneira de compensar a "falha" que apresentam e de alguma forma receber a consideração dos "normais".

Há ainda os estigmatizados que enfrentam suas privações ou seus "defeitos" como sinais divinos, ou "bênçãos secretas", pelos quais cumprem uma missão ou se tornam instrumento de ensino para as outras pessoas.

Na busca da remoção ou da superação do estigma, freqüentemente o sujeito estigmatizado é cuidado sob a forma de domínio, de manipulação, não podendo vir a ser ele próprio. Sentindo-se estigmatizado, submete-se e perde sua autenticidade. Seu estigma afasta os "normais" que o marginalizam, destruindo a possibilidade de ver seus atributos.

PAPÉIS, REPRESENTAÇÃO E ESTIGMA

Ou, então, para superar a sua imagem de estigmatizado, ele deve realizar esforços incansáveis para tentar adquirir o que lhe falta e provar sua humanidade aos "normais". É o que acontece, por exemplo, com o surdo. Sua surdez dificulta a aquisição da linguagem, mas esta é fundamental nas relações humanas e na vida em sociedade. Portanto, ele deve empreender esforços muito além do que fazem os ouvintes para se apropriar da linguagem oral. Entretanto, sua fala sempre trará as marcas da surdez e ele continuará a ser discriminado.

Ao mesmo tempo que a sociedade se propõe a integrar os estigmatizados no seu seio, ela cria artimanhas para afastá-los e evitá-los, já que seus atributos depreciativos ou a falta de atributos desejáveis a incomodam, criam aversão, lhe causam dor. Perante tais incongruências o sujeito estigmatizado se auto-isola, desenvolve a desconfiança, a hostilidade, a ansiedade e a depressão.

Conviver com pessoas "normais" pode ser extremamente difícil para um estigmatizado e ele acabará por desenvolver comportamentos agressivos nessas relações ou por viver interações cheias de angústia.

A forma de viver encontrada pelos estigmatizados geralmente acaba reduzindo-se na busca de seus pares de infortúnio. Formam grupos, clubes, associações, onde se sentem amparados, identificam-se com os outros e as relações são favorecidas. Apesar de serem vistos como diferentes, encontram seus iguais e com eles se sentem fortalecidos. Mesmo assim, para conquistar essa forma de socialização, que não deixa de ser uma vida num mundo incompleto, pelo seu caráter restritivo, têm de enfrentar a resistência da família, a qual batalha sem cansar pelo ingresso do sujeito no mundo dos "normais". Isso é o que costuma acontecer com o surdo.

O surdo é extremamente sensível à crítica e pouco resistente a frustrações. Em função disso, mostra-se desconfiado na sua rela-

61

A MUSICALIDADE DO SURDO

ção com o ambiente, sensível aos fracassos, às desilusões e às perdas. Sua auto-imagem está prejudicada.

A "representação de si", ou seja, a imagem que o sujeito tem de si, envolve uma valorização que esse sujeito faça de si mesmo – ele como objeto de amor. Essa representação valorativa que o sujeito faz de si é constituída nos vínculos estabelecidos com pessoas significativas desde sua infância. Ela pode ser prejudicada pela falta de interesse, indiferença, ou mesmo desqualificação por parte das figuras significativas, presentes na vida do sujeito. O sentimento de culpa dos pais, a frustração por terem gerado uma criança deficiente, a revolta, a não aceitação da deficiência, levam muitas vezes à rejeição desse filho. Conseqüentemente, a auto-estima desses sujeitos ficará seriamente comprometida. Nuñez, em artigo publicado em 1989, refere-se com muita propriedade que esses transtornos de auto-estima podem ter sua origem na infância a partir de vínculos com figuras significativas extremamente exigentes: pessoas que depositam na criança grandes expectativas e se mostram sempre insatisfeitas.

Muitos pais apresentam sentimentos de frustração e desilusão diante dos filhos que nascem com algum problema ou perda, como é o caso do surdo. As expectativas depositadas pelos pais nesses filhos caem por terra. A esperança de que eles venham a concretizar seus sonhos não realizados, reparar seus fracassos ou dar continuidade a seus projetos incompletos volatiliza-se no ar.

A situação está dada, o estigma mostra-se concreto. Urge, então, transpô-lo, superá-lo ou acobertá-lo. No caso da surdez, buscam-se caminhos que possibilitem ao sujeito "ouvir" o melhor que puder com o uso de aparelhos de amplificação sonora, e desenvolver a linguagem e fala o mais próximo possível do ouvinte. Ocultar, encobrir a surdez totalmente não é possível, mas acobertá-la para que apareça o menos possível pode ser um objetivo viável para os

62

pais. A busca do ideal "ouvinte-falante" torna-se a meta perseguida pela grande maioria de pais e profissionais na educação de surdos.

A criança acaba submetendo-se ao lema do "deve ser", imposto pelo meio e, assim, perde a própria iniciativa, a criatividade, assumindo a "personagem" que os outros querem que ela seja. Desenvolve um falso *self*, comprometedor de sua personalidade. Ela não pode ser ela mesma, não pode expressar e concretizar suas possibilidades. Seu *script* lhe é dado pelo outro. Agora deve submeter-se ao papel de ator, em que a autoria lhe é negada, seja pelo seu meio circunscrito, seja pela sociedade.

Por outro lado, a criança surda pode apresentar comportamentos de defesa, mostrando-se auto-suficiente no vínculo com os outros, ocultando o seu verdadeiro *self*.

Por parte dos pais há uma expectativa sobre a criança que vai nascer, que deverá confirmar suas capacidades de bons procriadores. Sonhos, projetos antecedem a própria existência do filho e são depositados sobre ele assim que se anuncia sua vinda. O filho vem para ser sua continuidade, para concretizar seus projetos não realizados, para dar forma a seus sonhos e suas fantasias. Muitas vezes esses projetos e sonhos vêm caminhando por gerações, trazendo os fantasmas de muitos antepassados.

A surdez de um filho aponta para os pais o fracasso, a incompetência, a frustração, e desperta a rejeição e a culpa. Há uma ruptura no projeto familiar. Familiares se decepcionam, censuram, criticam e responsabilizam os "culpados" por essa desgraça, o que, às vezes, gera rupturas familiares, desagregação do núcleo familiar, e a criança permanece no meio desse campo de batalha onde os culpados devem ser penalizados. "Será o pai o portador de uma carga genética deficiente? Ou a mãe imprudente que se expôs à rubéola durante a gravidez e não assumiu um aborto?"

Ou? Ou?... Essas perguntas e tantas outras dúvidas surgem em busca de um réu. E como fica a criança diante deste quadro?

Os profissionais, por outro lado, buscam a confirmação de sua competência, para satisfazer sua própria auto-estima, garantir sua imagem. Ante o sujeito surdo, com seu ritmo próprio de desenvolvimento, seus limites e suas possibilidades, mostram-se também eles desalentados quando a resposta de seu paciente não vem ao seu tempo e às suas expectativas.

Lara, a mãe de Mariana, lançou mão de todos os meios disponíveis para que a filha desenvolvesse a melhor comunicação oral possível. Era preciso tirá-la do lugar de surda, tornando-a uma "ouvinte-falante". Era necessário eliminar as marcas desse estigma: a surdez. Para isso não mediu esforços, buscando sempre "o melhor" para a filha, ainda que privando o filho Flávio de muitos benefícios. Lara assume que privilegiou Mariana para que esta pudesse suplantar todas as dificuldades inerentes à sua condição de surda. Falando ainda sobre o canto, esta mãe relata que, mais recentemente, quis propiciar a Mariana aulas de canto com uma especialista, visando melhorar a sua voz. Mas a barreira encontrada foi intransponível. Mariana não aceitou em hipótese alguma. Lara atribui essa negação ao fato de Mariana ter passado a conviver mais com surdos, estando casada com Alberto, e por isso não ver a importância de uma boa impostação vocal. Outro fator que pode ter contribuído para essa negativa, segundo a mãe, reside no fato de Mariana "ser muito orgulhosa" e nunca aceitar ser perdedora. A música é uma área em que Mariana se sente mais fragilizada e, portanto, não se arrisca, com medo de comprometer sua imagem. Até então ela tem sido sempre a vencedora: é um dos casos de maior sucesso do oralismo, um modelo que sempre é mencionado em congressos.

Evidentemente, a música e o canto, mais especificamente, são encarados pela mãe como instrumentos de aperfeiçoamento

PAPÉIS, REPRESENTAÇÃO E ESTIGMA

da fala e da voz. A fala e a voz do surdo não são aceitas. Elas evidenciam a deficiência auditiva. É preciso trabalhá-las na direção da normalidade, de modo que o sujeito apresente uma "fachada" de ouvinte. Veja-se o que ela diz:

Mãe: (...) O meu filho ia ter o que eu pudesse dar, mas a Mariana, eu queria. Eu queria a melhor fono, o melhor médico... (...) Porque eu dei tudo pra ele, graças a Deus. Consegui. Consegui dar tudo pra ele e ganhei muito bem. Fiz uma carreira bonita. Fiquei famosa. Então os avós pagavam para a Mariana. Então a melhor fono, a melhor clínica, a melhor psicóloga. Tudo o melhor. O melhor médico. Ela tinha tudo que era melhor. Até os 21 anos. (...) porque ela era muito mimada. Muito mimada, muito dependente. Muito... Com esse problema todo. Primeiro da surdez, depois da doença, fazia com que a gente desse tudo pra ela e nada pros outros. Então ela tinha os vestidos da "Giovana Baby". Ela tinha tudo e o Flávio andava de roupa de surfista, esculhambado. Todo esculhambado. Ele não ligava. Então era assim. Mas ele achava que era bom pra ela. Então era tudo pra ela.

A filha era vista como diferente. Tudo tinha de ser feito para tirá-la dessa condição estigmatizada e introduzi-la no território dos ouvintes. Todos os esforços foram feitos, ainda que privando o filho mais velho de todas as regalias que conferia a essa filha surda. Não dava para dar tudo a todos, igualmente.

Portanto, sociedade, pais e profissionais acabam por estabelecer vínculos com o sujeito surdo que afetarão a sua auto-estima, contribuindo para sua estigmatização, em vez de auxiliá-lo na preservação de sua saúde mental e na construção de uma personalidade sadia.

As marcas da surdez e o estigma decorrente deste atributo indesejável saltam à frente do sujeito definindo e determinando como a sociedade irá encará-lo e se relacionar com ele.

No entanto, parafraseando Loparic, o homem na sua finitude é constituído pela falta, transitoriedade e particularidade. Esse homem vive e caminha para a morte, construindo seu caminho ao longo do tempo, num contínuo processo de escolhas e renúncias diante das suas possibilidades de ser-no-mundo, abrindo-se para as imprevisíveis e incontroláveis possibilidades que a ele se apresentam. Sendo assim, o sujeito surdo está aí na sua facticidade. É um homem finito, transitório e marcado pela falta, como todos os homens. Que outras possibilidades podem ser descortinadas para que ele se encontre e realize como ser humano? Que caminhos podem ser mostrados para que ele exista livremente, integrando corpo, inteligência e sentimentos de forma plena?

Ante o que está posto, no que se refere a estigma e surdez, as questões que mais uma vez aqui se colocam são:

- Que representação os familiares têm do surdo como um ser que pode usufruir a música e expressar sua musicalidade interna?
- Que representação esses sujeitos surdos têm de si mesmos no que se refere a essas mesmas possibilidades?

Considerações na realidade do surdo

Um bebê, ao vir ao mundo, recebe inúmeros papéis que lhe são atribuídos pela família e pela sociedade. Inúmeras expectativas são depositadas nele para que assuma e desempenhe papéis, de acordo com o esperado. Esses papéis, muitas vezes, trazem a carga dos sonhos e das fantasias não realizados pelos pais, que depositam nos seus filhos para que estes concretizem, atualizem e dêem continuidade aos seus projetos pessoais e de vida.

66

PAPÉIS, REPRESENTAÇÃO E ESTIGMA

Representar o *script* dado, corresponder às expectativas da família e da sociedade, são desafios que todo sujeito enfrenta desde que vem ao mundo. Contudo, tão logo seja identificado algum problema, como, por exemplo, a surdez, assumir e representar papéis será uma tarefa árdua, carregada de conflitos e sofrimentos. Os valores impostos pela sociedade, a necessidade de manter aparências, esconder o que pode denegrir a imagem constituem um fardo pesado tanto para o sujeito surdo quanto para a família, desde o início dessa trágica história que se abateu sobre eles.

A vida de uma família, quando chega uma criança surda, é atravessada pela dor e por um grande sofrimento. Todos os seus projetos e sonhos caem por terra. Esse filho não corresponde ao esperado. Os papéis previstos não podem se encarnar nesse novo personagem. A raiva, a frustração, a culpa, a impotência surgem como sentimentos incontroláveis diante desta situação nova e inesperada.

A surdez e o surdo emergem na vida da família e precisam ser conceituados para serem enfrentados e lidados. Segundo Moscovici, a conceituação e a representação social do objeto servem à organização do que não é organizável e contribuem para *os processos de formação de condutas e de orientação das comunicações sociais* (p. 77).

As "representações sociais" servem para "tornar familiar o insólito" e, assim, contribuem para o enfrentamento do medo do desconhecido que inquieta.

A representação social que se tem do surdo e da surdez traz a marca de sujeitos com dificuldades para se comunicar e, conseqüentemente, para desenvolver habilidades sociais. Freqüentemente esses sujeitos são vistos pela família como deficientes mentais ou incompetentes para se integrar ao mundo a que chegaram. Assim, o equilíbrio familiar se desestabiliza e o sujeito é transformado no "bode expiatório", assumindo o peso do desastre e de toda a carga emocional que se abateu sobre a família.

A família, enquanto *lócus existencial, matriz de identidade*, onde o bebê é lançado e onde deverá assumir e desempenhar papéis está profundamente afetada. Isso deixará marcas indeléveis na construção da identidade deste sujeito.

O desconhecido inquietante, a condição humana acometida por desgraças, como a surdez, passam a ser encarados como atributos que maculam o homem e a partir dessa ótica vão constituir-se em estigmas. O sujeito fica marcado por um sinal que o deprecia. O estigma, a pecha de um ser diminuído, incompetente, abate-se sobre o sujeito surdo e sobre a família que o gerou. O que se vê são as marcas que os diferenciam – o sujeito surdo e sua família. Não se vêem suas possibilidades.

Acredito que o desenvolvimento da ciência e a busca do conhecimento deveriam avançar na direção de um caminho que traga mais felicidade para a vida humana. No entanto, a ação educativa e terapêutica, norteada por uma visão tecnicista, normatizante e dominadora, não tem feito senão submeter o sujeito surdo a imposições, no sentido de que ele tem-de-ser "ouvinte-falante" como os demais considerados "normais". Submisso aos desejos do outro, o surdo perde a "si mesmo" e as próprias possibilidades de ser-no-mundo.

Compreender o sujeito surdo como um ser de possibilidades é o caminho para a construção de um homem livre, ator e autor de sua própria existência. Percebendo-o como pleno de possibilidades, posso, então, ser-com-ele e contribuir para o seu crescimento como pessoa. Assim, busco a construção de um conhecimento que esteja a serviço da vida, ou seja, que contribua para um viver melhor e mais feliz.

PAPÉIS, REPRESENTAÇÃO E ESTIGMA

Para chegar à leitura e à compreensão dos fenômenos que ocorrem nos bastidores existenciais do surdo e de seus familiares, há muito tempo escolhi a via que passa por suas possibilidades musicais. Foi muito importante para minha trajetória, como de fato é uma opção relevante, pautar os estudos em conceitos que possam contribuir para iluminar esses fenômenos, abrindo uma clareira nesse universo nebuloso que os cerca e no qual estão insertos.

3   A MÚSICA E O HOMEM: CONCEPÇÕES FUNDANTES

A música é um fenômeno acústico para o prosaico; um problema de melodia, harmonia e ritmo para o teórico; e o desdobrar das asas da alma, o despertar e a realização de todos os sonhos e anseios de quem verdadeiramente a ama.

Kurt Pahlen

MÚSICA: OBJETO DE ESTUDO DA FÍSICA, DA HISTÓRIA, DA ESTÉTICA

A música envolve o homem desde sempre. Ela lhe é dada pela própria natureza que, prodigamente, a distribui por todos os tempos e espaços. Há milhões e milhões de anos as águas dos rios, dos mares e das chuvas compõem infindáveis sonoridades musicais. Os ventos, os trovões, o farfalhar das folhas das árvores, as vozes dos animais, o canto das árvores dançando o jogo dos ventos, são presenças na natureza que a preenchem de uma musicalidade sem fim.

A música tem sido objeto de estudo da Física, da História e da Estética. Vamos percorrer alguns caminhos por onde ela passa e é definida, buscando referenciais comuns para minha afirmação básica: a possibilidade musical do sujeito surdo.

Do ponto de vista da Física, a música é tratada como fato musical na sua musicalidade exterior. Variações de altura, intensidade, duração vão constituir a melodia, o ritmo e a harmonia musical. As diferenças dos corpos sonoros quanto ao tamanho, à forma e ao material vão definir a singularidade sonora, determinando o timbre.

Do ponto de vista da Estética, ela é abordada sob o ângulo dos efeitos que produz no homem – sensações, emoções, sentimentos ou idéias que pode provocar.

Do ponto de vista da História, ela é vista na sua cronologia, nas relações com o seu tempo, espaço e cultura.

Acredita-se que na vida do homem primitivo a música, numa forma rudimentar, precedeu a linguagem propriamente dita. Isto se justifica pela natureza circundante que ofereceu a esse homem um mundo cheio de sons, ruídos, enfim, toda uma musicalidade característica do ambiente natural, como o trovão, o som dos ventos, das águas, dos animais, das plantas...

Desde tempos imemoriais ela se faz presente na vida do homem, assumindo poderes místicos, mágicos, curativos, ou como meio de lazer ou de comunicação, expressando alegrias, tristezas, temores, súplicas.

A música é considerada como uma forma de manifestação da constituição humana que responde às necessidades sensoriais do homem. Ela é usada nos rituais de magia; nas guerras, como forma de incitar os combatentes; nos esportes, para estimular a competição; em situações de meditação, para elevação do espírito. É utilizada para fins de lazer, como a dança; para externar

A MÚSICA E O HOMEM: CONCEPÇÕES FUNDANTES

sentimentos de amor, ódio, tristeza, alegria, dor, nostalgia; para dar vazão à imaginação e à criatividade. É evidentemente um meio de comunicação, seja entre os homens e seus deuses, seja entre o homem e seus pares.

Olhando para culturas milenares, como a chinesa, constatamos que para esse povo a música era inseparável do conjunto cósmico. Imagem fiel da harmonia cósmica, ela destinava-se, junto com os rituais, a manter essa ordem. O mesmo se dava na Pérsia, onde o som era tido como princípio cósmico. Para Pitágoras, a música e a aritmética não se separavam: o domínio dos números era a chave da compreensão do universo; os ritmos e os metros que constituíam o sistema musical correspondiam à harmonia cósmica.

Os romanos usaram muito a música para fins militares, grandes festividades e competições, utilizando-se de instrumentos de grande volume de som, como a trompa e o trompete.

Poderíamos seguir o curso da História, analisando as concepções, as funções e as características da música entre os mais diferentes povos. Mas esse não é o nosso propósito aqui. O fundamental é dizer que ela nos afeta e atinge pelos ouvidos e pelo nosso corpo; surge em nossa mente, despertando emoções. Defini-la, porém, com palavras é definir o indizível. A música nos coloca em relação com o outro. É uma forma de comunicação não-verbal.

Olhando pelo ângulo da Física, temos a concepção de que o som é onda, movimento, resultado de um corpo que vibra. Essa vibração se transmite pela atmosfera, atingindo nosso ouvido. Este, ao captá-lo, envia-o ao cérebro, central interpretadora que lhe dá sentido.

O som é presença e ausência. Ele é permeado de silêncios. Mas mesmo no silêncio podemos perceber os sons do nosso corpo, como o da pulsação sangüínea e o da respiração.

A MUSICALIDADE DO SURDO

O som se caracteriza pela sua freqüência, ou seja, quanto mais vezes um corpo vibrar por segundo, mais agudo será esse som. E, ao contrário, quanto menos vezes esse corpo vibrar por segundo, mais grave será o som. As variações de altura, agudo e grave vão constituir a melodia. Devemos considerar também outra dimensão do som – sua duração. A variação da duração do som vai determinar o ritmo. Na música, ritmo e melodia apresentam-se simultaneamente; uma é portadora da outra.

A *onda sonora* não é pura e simples ondulação. Ela se compõe de inúmeras outras freqüências complementares que, na sua complexidade, podem ser mais ou menos enfatizadas, dependendo das características do objeto que a gerou. Constituído de determinada forma e matéria, esse objeto vai possibilitar a ressonância de alguns sons complementares, sons harmônicos que compõem o complexo som produzido por ele, definindo o seu timbre. Portanto, o mesmo som produzido por dois instrumentos diferentes será percebido distintamente. Embora os dois instrumentos possam estar produzindo o mesmo tom ou a mesma melodia, o ouvinte distingue um instrumento do outro. É isto que possibilita, ao ouvir-se uma melodia, identificar se ela foi produzida por um violino, um piano ou uma flauta. Da mesma forma, ao ouvir-se uma canção, poder-se-á reconhecer o cantor que a produz.

Quando uma onda sonora é marcada por periodicidade irregular, descontínua, desordenada, tem-se o *ruído*. Sons e ruídos se opõem, se misturam, nas diferentes formas de fazer música das diversas culturas. Esse "fazer música" poderá trazer o repetitivo, o diferente, o contínuo, o descontínuo.

A música pode ultrapassar redes defensivas da consciência e tocar em pontos mentais, corporais, intelectuais e afetivos, desencadeando reações imprevisíveis, conforme pontua Wisnik em sua obra *O som e o sentido*.

A MÚSICA E O HOMEM: CONCEPÇÕES FUNDANTES

A materialidade dos corpos físicos se faz pela visão e pelo tato. A música, constituída de sons intangíveis, presta-se a outra ordem do real. Dada a sua invisibilidade, as culturas têm-lhe atribuído propriedades espirituais que possibilitam esse elo entre o mundo material e o espiritual.

Pensar a música a partir da Estética é remeter o homem à busca do belo, o qual lhe suscita uma diversidade de emoções e sentimentos.

A experiência estética é fecundante para o desenvolvimento e a formação integral do homem. Ela possibilita a manifestação da criatividade e deve ser considerada essencial para a humanização do indivíduo.

Como uma das artes que promovem a experiência do belo e contribuem para a manifestação de sentimentos e emoções, a música tem uma participação relevante na construção de um "eu" mais saudável e verdadeiro.

Pode-se dizer, então, que as experiências estéticas, ao tocarem no plano da sensibilidade, levam o homem a atualizar suas potencialidades e possibilidades, contribuindo para a sua humanização, bem como para a construção de sua singularidade.

Musicalidade

Musicalidade é a possibilidade que o homem tem de expressar a música interna, ou entrar em sintonia com a música externa, por meio do seu corpo e seus movimentos, por meio da sua voz, cantando, do tocar, do perceber um instrumento sonoro musical ou não, ou de uma escuta musical atentiva.

O que se entende por música interna? Pode ser aquela música vivida no ambiente sonoro e internalizada. Faz parte de uma audição interna em que o indivíduo pode evocá-la e "ouvi-la", mental-

A MUSICALIDADE DO SURDO

mente, na sua memória. Agora não está mais fora, mas dentro do homem. Pode também ser aquela música criada e vivida internamente, que permanece no nível de audição interior e ainda não se materializou, ou seja, não foi expressa acusticamente. Permanece no nível do pensamento.

Quando falo em musicalidade expressa corporalmente, estou me referindo a várias possibilidades. Então, vejamos. Se o indivíduo vivencia com sua audição interior qualquer estrutura rítmica, esta pode se manifestar por meio do cantarolar, do expressar-se pela percussão do chão com os pés, ou do tamborilar uma mesa com os dedos.

O ser humano dificilmente permanecerá impassível perante uma banda ou uma escola de samba desfilando na avenida. O ritmo musical mexe com os ritmos internos, com o pulsar do coração, com a respiração, com o andar. Diante de um ritmo marcante surge o movimento espontâneo dos pés, o tamborilar dos dedos, o balanço da cabeça ou do corpo, o cantarolar. Ritmo é vida e quem está vivo não escapa dele.

O caso de Alberto retrata bem isso. Em um trecho da entrevista ele relatou que, quando ouve uma música, sem querer fica batendo a mão baixinho, acompanhando o ritmo. A esposa endossa-o, dizendo que ele bate a mão e o pé. Ela pede que ele pare porque, quando estão abraçados, ele fica batendo a mão no seu ombro e isso a incomoda. Alberto refere-se a essa marcação rítmica como algo que faz sem perceber, sem pensar.

Marcar o compasso ou seguir o ritmo de uma música com batimentos de mãos ou pés, inconscientemente, pode constituir reflexos espontâneos e involuntários. Quando os movimentos motores, como batimentos de mãos ou de pés, coincidem com o som, no mesmo tempo em que estes são produzidos, tem-se a sincronização sensório-motora.

76

A MÚSICA E O HOMEM: CONCEPÇÕES FUNDANTES

Alberto: Você sa (be)... a mão? Sozinha!... Ela tava (...) agora, ainda. Ela tava a mão, baixinho, a música! { |^x |^x |^x |^x } (Alberto percute a mesa, batendo uma pulsação com a mão.) Sabe, baixinho! Ela fala pra eu pará.
Mariana: Ele fica escutando a música, batendo a mão. Quando aparece uma música, ele fica batendo o pé, ou batendo a mão. A gente não sabe qual é a música, que que é. Acontece que ele fica batendo a mão, o pé.

As sensações intraceptivas dos próprios ritmos internos, como dos batimentos cardíacos e da respiração, são os primeiros elementos rítmicos básicos da musicalidade do ser humano.

A voz, primeiro instrumento sonoro humano, manifesta-se já no nascimento do bebê, pelo choro. Logo a mãe aprenderá a discernir os seus diferentes tipos de choro: de dor, fome, desconforto físico, cólera, desejo de colo, desamparo etc.

O bebê passará a brincar com a sua voz, produzindo sons vocais em que a variação de altura, ou seja, a modulação, se faz presente e constante. Da mesma forma reagirá à voz da mãe, tranqüilizando-se ante a melodia habitual dela, sorrindo diante das suas modulações suaves e amorosas. A mãe, com sua voz, suas cantigas e modulações, banha o bebê harmoniosamente, funcionando como um espelho sonoro. Sua produção vocal melódica é a estrada da comunicação das emoções, dos afetos.

Como manifestação musical humana, o canto tem marcado presença em todos os povos e culturas, nos mais diversos períodos da história da humanidade. O homem canta para se dirigir aos deuses, invocando-os, louvando-os, ou aplacando sua ira. Canta para acalentar os filhos, comemorar eventos importantes, chorar seus mortos ou deflagrar guerras...

Willems define a música como *a atividade humana mais· global, mais harmoniosa, aquela em que o ser humano é, ao mesmo*

77

A MUSICALIDADE DO SURDO

tempo, material e espiritual, dinâmico, sensorial, afetivo, mental e idealista, aquela que está em harmonia com as forças vitais que animam os reinos da natureza, assim como com as normas harmônicas do cosmos (1975, p. 183). Considera-a como a arte do som e do movimento. Este é provocado inicialmente pelo ritmo, mas a própria melodia consiste em movimentos de um som ao outro. Sons descem, sobem, realizando um movimento no tempo que vai compor a linha melódica.

Debruçando-se sobre a história da música e a história da humanidade fica evidente como essa arte, enquanto arte plena, é essencial à vida do homem. Muitos pensadores refletiram acerca do papel que a música tem desempenhado na existência humana. Nietzsche foi um deles. Suas obras discorrem prodigamente sobre a importância da música para o pensamento e a vida humana. Em *O nascimento da tragédia* ele afirma: "(...) somente a música colocada ao lado do mundo pode dar um conceito daquilo que se deve entender por legitimação do mundo como fenômeno estético" (p. 21).

Ele aponta a música como uma experiência de "afirmação da existência", considerando-a fundamental para o pensamento e para a vida humana.

Produzir música, tocando um instrumento musical ou improvisando com qualquer objeto sonoro, é uma possibilidade de manifestação humana tão antiga quanto o homem. Este, ao se deparar com o mundo sonoro ao seu redor e com a musicalidade própria do ambiente, expressa no canto dos pássaros, nas vozes dos animais, no uivo dos ventos, no som do mar, dos rios, das cachoeiras, da chuva, do trovão, sente o desejo de também produzir seus sons. Surgem assim os primeiros sons vocais e tem início a criação de instrumentos musicais. Pedaços de árvores, cabaças, peles de animais, cordas feitas com suas entranhas, pedaços de ossos, chifres, são os materiais utilizados pelo homem para a

A MÚSICA E O HOMEM: CONCEPÇÕES FUNDANTES

construção de instrumentos sonoros, nos primórdios da civilização humana. Para que nasça o instrumento sonoro, o animal tem de ser sacrificado. Os primeiros instrumentos musicais estão a serviço do homem, assumindo funções sagradas. Desde então essa produção humana faz parte de sua existência, assumindo funções relevantes tanto na esfera do sagrado quanto do humano. Expressar a própria musicalidade em sintonia com a música interna ou externa é uma possibilidade do homem. Aqui a audição tem um valioso papel. No entanto, enquanto função íntegra, não se pode afirmar que seja condição *sine qua non* para que a manifestação da musicalidade possa ocorrer.

O surdo reage à música e expressa sua musicalidade (Haguiara-Cervellini, 1983, 1987 e 1999). O uso de aparelhos de amplificação sonora facilita a percepção do mundo sonoro. Mas não é exclusivamente por esta via que o sujeito surdo pode ter acesso ao som. Por todo o seu corpo é possível captar as vibrações das ondas sonoras. Estas podem ser percebidas pela pele e pelos ossos.

A pele é o órgão dos sentidos mais vital. Pode-se viver sem audição, visão, olfato, paladar, mas é impossível viver sem a pele. A pele estabelece os limites do corpo, propiciando sua relação com o mundo exterior. É, portanto, um meio de comunicação fundamental com o outro. Ela funciona como um canal de transmissão geral. Daqui se depreende que os sons possam afetar o sujeito também por essa via. E, beneficiando-se dela, o sujeito surdo pode, então, usufruir desse mundo sonoro e reagir a ele. Ouvir com todo o corpo, entrar em sintonia com as vibrações sonoras mediante toda extensão pericorporal é possível ao surdo, bem como ao ouvinte. O conjunto perceptivo multissensorial permite-lhe a vivência musical e, assim, cria canais para a manifestação de sua própria musicalidade.

A música, como arte nobre e essencial para o homem, e a musicalidade, como expressão humana, são possíveis ao sujeito surdo.

MELODIA NA INFÂNCIA

Algumas pesquisas têm sido realizadas com o objetivo de verificar a musicalidade na infância. A música faz parte da nossa vida desde o nascimento. Toda afetividade da mãe é carregada de manifestações musicais. Ela canta, cantarola, fala com seu bebê, usando expressões verbais em que a entoação e a musicalidade estão presentes de forma rica e constante.

O bebê produz gritos, choros, vocalizações diferenciadas. Já nas primeiras semanas de vida, ele apresenta distintos tipos de choro que a mãe atenta logo começará a discriminar. Pelas suas características será possível distinguir se se trata de choro de fome, de cólica, de dor ou de resposta à frustração. Esses choros são considerados a primeira forma de comunicação do bebê. A mãe reage a eles de forma eficaz, conseguindo acalmá-lo e parar o seu choro com a sua voz.

Existe uma reciprocidade entre movimento e canto, provavelmente influenciada pela respiração e pelo ritmo cardíaco. A criança canta mais livremente quando está em movimento, ou brincando sozinha. Seus intentos musicais estariam associados à exploração sonora, ou seja, percutem objetos, escutam seus sons, repetem o que ouviram, reproduzindo inflexões de altura e timbre, assim como combinações vocálicas, consoantes, sons guturais e outros.

A qualidade da produção sonora de uma criança é diferente se ela teve contato com a música. O desenvolvimento corporal, afetivo e psíquico também estimula o desejo infantil de cantar. Quando começa a aprender a andar e a adquirir novos conhecimentos, começa a separar a fala do canto.

A MÚSICA E O HOMEM: CONCEPÇÕES FUNDANTES

MÚSICA E O SUJEITO SURDO

A música, como uma forma de comunicação que carrega no seu bojo a possibilidade de viver, sentir e expressar emoções, é fundamental ao ser humano. Como o sujeito surdo pode ter acesso a essa arte essencial? Por meio de aparelhos amplificadores de som e da percepção corporal, esse sujeito pode usufruir a música. Ela pode estar presente na sua vida, enriquecendo suas experiências e, basicamente, possibilitando a expressão e vivência de estados afetivos, de prazer e de auto-realização, contribuindo para a construção positiva de uma auto-imagem e para o seu desenvolvimento emocional.

Além disso, ao se constituir por ritmo e melodia, a música indubitavelmente irá beneficiar a inteligibilidade da fala, no que diz respeito ao ritmo e à entoação.

Em minha dissertação de mestrado, ao pesquisar "A criança DA e suas reações à música" (1983), orientada pelos aspectos qualitativos dos resultados obtidos, numa trajetória com oito crianças surdas de quatro anos, durante um ano letivo, cheguei à conclusão de que, independentemente do grau de perda auditiva, são *sensíveis à música*, que a vivência da música possibilita a *canalização de estados conflituosos e de disputa* para o toque de instrumentos musicais e para a dança, que gradualmente surgem *manifestações rítmicas* espontâneas, chegando até a criar *improvisos rítmicos e melódico-vocais*, enfim, que a vivência da música propiciou e tornou visíveis a descontração, a liberdade, a criatividade, a comunicação, a afetividade e a alegria das crianças. Esses achados mostram a relevância da música na vida de sujeitos surdos, apontando para o papel que assume, no sentido de favorecer o seu desenvolvimento integral, como pessoa. Entretanto, apesar da divulgação desses achados, constata-se que a música continua ausente ou incipiente na vida e na educação dessas crianças.

81

A MUSICALIDADE DO SURDO

Dando continuidade às investigações sobre música na vida do surdo, desenvolvi nova pesquisa em co-autoria, abordando o tema "O adolescente DA e a expressão de sua musicalidade" (Haguiara-Cervellini & Cesar, 1987). O grupo foi atendido durante dois anos letivos, em duas sessões semanais de 45 minutos cada uma, no transcorrer de três semestres consecutivos, e de 50 minutos, uma vez por semana, no quarto semestre. Os resultados dessa pesquisa evidenciam que a música, como objeto estético, possibilita a expressão da sensibilidade, da criatividade e da musicalidade desses sujeitos. Os adolescentes, assim como as crianças da pesquisa anterior, mostraram que percebem a música, seja pela via auditiva, utilizando os seus resíduos auditivos, seja pela via corporal, sentindo as vibrações por todo o corpo. Demonstraram perceber a *pulsação, os tempos fortes, o ritmo e o andamento (tempo)* de músicas ouvidas.

Ficou evidente que percebem e se envolvem com o *clima da música*, expressando os *estados afetivos* que esta desperta em cada um. Assim, puderam expressar ludicamente e com humor os estados afetivos que os diferentes tipos de música sugeriam, como amor, raiva, tristeza, alegria, agressividade, tensão, luto, abandono, serenidade e êxtase.

Da tese de doutorado destaquei um trecho da entrevista de Mariana, casada com Alberto, de quem estava grávida, que mostra bem essa relação com estado de espírito que a música pode avivar. Enquanto futura mãe, estimulada pela sua própria mãe, Mariana se via na obrigação de propiciar experiências musicais ao bebê desde sua vida fetal. Assim, durante a gravidez, colocava música para tocar junto à barriga. Pode-se pressupor que Mariana imaginava o bebê como ouvinte, ou que, mesmo no caso de vir a ser surdo, poderia reagir à música. Portanto, deduz-se que, para ela, a música era algo gratificante, que propiciava prazer, alegria, paz. Veja-se sua fala a esse respeito:

A MÚSICA E O HOMEM: CONCEPÇÕES FUNDANTES

Mariana: A minha mãe falou pra eu usa agora a música pra pôr na barriga.

Nadir: Não entendi!

Mariana: A música na barriga.

Nadir: Quem põe a música?

Mariana: Uma música calma pro nenê.

Nadir: Quem falou pra pôr música? A mamãe?

Mariana: É! Outra música tem barulho, nenê "nergi" (mexe). Muito barulho a música. Nenê "nergi". Porque não gosta.

Nadir: Ah, é?

Mariana: Quando a música é calma, o nenê fica quieto. Aí dorme bem de madrugada.

Nadir: Você percebeu isso? Que quando a música é calma ele fica calmo e que quando a música é agitada...

Mariana: Fica! Porque madrugada ele "nergi" muito... Então desta vez que eu coloquei música, ele ficou calmo e dormiu bem de madrugada.

Nadir: Durante a noite você pôs a música?

Mariana: Antes de dormir. Agora eu vou pôr de dia antes. Parece que o nenê gosta de música! (Ri, olhando para o marido) Não é?

Nadir: E como você pôs? Você tem um rádio, um gravador? O que você pôs?

Mariana: O rádio da minha mãe. Qual o nome da música? (dirigindo-se à mãe).

Mãe: Foi aquela: "Menina...

Como pude...

Te carreguei no colo!

Cantei pra ti dormir olarará!"

(Música "Menina", de Paulinho Nogueira)

Mariana: Ele gosta música.

Mãe: Ele gostou!

Isso mostra que Mariana vê a música como fonte de prazer e calma. Ela está atenta às reações do bebê em sua vida intra-uteri-

83

A MUSICALIDADE DO SURDO

na, percebe e identifica seus comportamentos como manifestações de prazer e de tranqüilidade, indicando que considera seu bebê um apreciador de música.

Música e dança encontram-se intimamente ligadas, pois música, antes de tudo, é movimento. A música estimula o homem, despertando-lhe o desejo de dançar. Os adolescentes com quem trabalhei não escaparam a essa influência. Todos concretizaram, pela *expressão corporal*, o ouvir música com o corpo, de forma ativa e criativa. A expressão corporal no âmbito da *fantasia* foi vivenciada por nove sujeitos. Essa fantasia assumiu um papel duplamente relevante, pois possibilitou a expressão do mundo interno e, como uma forma de resposta nova à música, levou à manifestação da criatividade. A fantasia revelou-se em situações carregadas de agressividade, horror e suspense, vinculadas a tipos de músicas que sugeriam um clima de tensão.

Além disso, criaram improvisações com instrumentos musicais, concretizando as suas possibilidades de fazer música. As improvisações instrumentais rítmicas surgiram, espontaneamente, desde o início do trabalho. Ao final, todo o grupo mostrou ser capaz de criar *improvisações instrumentais rítmicas e melódicas*. Cada um deles manifestou, por essas improvisações, uma musicalidade que lhe era própria. Chegaram a fazer *improvisações conjuntas*, embora no início do trabalho não manifestassem essa intenção. Porém, à medida que se familiarizavam com os instrumentos, com suas possibilidades pessoais de fazer música e com as dos outros, passaram a tocar em duplas, trios, ou todos juntos, alcançando improvisações baseadas numa pulsação comum, em que se via, claramente, a preocupação do grupo em tocar junto de forma integrada.

O *canto* nesse grupo de adolescentes surgiu espontaneamente e evoluiu para formas peculiares e criativas durante as vivências

A MÚSICA E O HOMEM: CONCEPÇÕES FUNDANTES

musicais. Essas manifestações foram mais tardias. A princípio apresentavam características pré-rítmicas e pré-melódicas. Os sujeitos mostravam-se inibidos diante da proposta de cantar, expressando vergonha e alegando não querer fazê-lo, pelo grau de dificuldade encontrado na execução de tal proposta.

O canto evidencia uma evolução que, para alguns, partiu de estruturas pré-rítmicas e pré-melódicas e, para outros, de vocalizações sem modulação, num tom recitativo. Todos os sujeitos chegaram a mostrar intenção de cantar, tendo alguns conseguido criar suas próprias canções, fazendo uso de sons, ruídos e variações de dinâmica.

Esses dados mostram que é possível ao sujeito surdo cantar e criar seus próprios cantos, como uma forma de se expressar e de existir, pondo-se em relação com-o-outro. Para atingir esse ponto, porém, a vivência musical é condição básica para despertar suas potencialidades, possibilitando-lhe expressá-las na sua facticidade. Deve-se salientar, também, a importância de que essa vivência musical ocorra desde sua tenra infância para que o desenvolvimento da musicalidade desses sujeitos se dê de modo contínuo e crescente, contribuindo para a sua auto-realização e seu desenvolvimento pleno como ser humano.

Vê-se, então, nesses estudos, que a vivência estética da música e a criatividade mostram-se como possibilidades que se concretizam no canto, na dança, na expressão corporal, no brincar, no jogo dramático, no tocar instrumentos, na comunicação não-verbal, proporcionando a esses jovens surdos a experiência do prazer e a manifestação da emoção, assim como promovendo o crescimento e o desenvolvimento pessoal.

Portanto, o sujeito surdo deve ter todas as chances de uma vivência musical ampla que garanta o desenvolvimento de sua *sensibilidade musical*, lhe possibilite *expressar sua musicalidade* e lhe

85

dê condições de descobrir, explorar e se apossar dos elementos musicais como recursos para *criar e resgatar a prática natural* de fazer a própria música.

A criatividade é condição essencial para o sucesso de um sujeito na busca do eu (*self*). O brincar é o lócus por excelência, onde o ser criativo pode se manifestar. Podemos, então, acrescentar que a vivência musical é uma possibilidade estética que favorece a expressão criativa, lúdica, afetiva e, assim, a busca do *self* verdadeiro, e possível, como mostra o trecho a seguir da entrevista de Mariana.

Recobrando suas experiências como ser cantante, Mariana retoma uma canção infantil de que gostava muito, "Atirei um pau no gato". Apreciava bastante essa música porque adora gatos. Portanto, essa lembrança está vinculada, como no caso anterior, a experiências afetivas significativas: lembra as canções de ninar que cantava para a irmãzinha pequena porque estas têm uma carga emocional forte; e recorda a música do gato porque este é um animal de que sempre gostou muito. Vejamos como ela apresenta este canto:

Transcrição n° 6 - "Atirei o pau no gato"

Mari

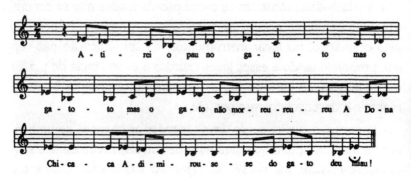

Transcrição n° 6a - "Atirei o pau no gato" - Cancioneiro infantil popular
Original

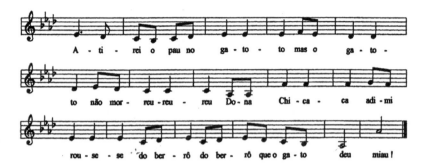

Olhando para essa produção de Mariana, fica evidente a semelhança da frase "Atirei um pau no gato" com a música original, da qual apenas se diferencia no final, quando desce uma terça menor, em vez de repetir o mesmo tom em "gatoto". As demais frases mostram improvisações criativas em que desce e sobe em intervalos de segundas maiores e menores até a extensão de uma quarta justa. Nota-se, mais uma vez, por essa expressão cantada, a musicalidade de Mariana.

A representação que Mariana faz de si, como ser cantante, revela, portanto, que é uma possibilidade que está atrelada às suas experiências musicais infantis que foram abandonadas nas fases posteriores. Agora, ante a maternidade eminente, mostra-se propensa a reassumir o papel próprio das mães perante os filhos.

4

O CAMINHO TRILHADO

A partir do olhar técnico e causalista, o sujeito é "surdo" porque recebeu uma carga hereditária que assim o determinou, porque sofreu danos no período intra-uterino, porque problemas de parto deixaram seqüelas, ou ainda porque ocorreram doenças nos primeiros meses ou mesmo durante a vida, originando essa deficiência. O fato é que qualquer uma dessas ocorrências resultou numa perda auditiva que dificulta a aquisição e o desenvolvimento da linguagem.

Dentro dessa visão de ser humano e de surdez, espera-se que o surdo possa enfrentar sua deficiência de audição e adquirir a linguagem da forma o mais próxima à dos ouvintes e, assim, integrar-se ao mundo deles, tornando-se um cidadão produtivo e independente socialmente.

Com esses propósitos, a tecnologia tem sempre pesquisado equipamentos cada vez mais avançados e sofisticados que possibilitem ao sujeito surdo usufruir seus resíduos de audição e ter acesso à linguagem. Métodos de educação e de reabilitação são buscados no intuito de conseguir uma comunicação o *mais próximo do normal possível*. O que importa é levar o sujeito surdo a tornar-se como um ouvinte. Caso contrário, permanecerá isolado, alijado e discriminado. Sob essa ótica, tudo o que possa segregá-lo num grupo minoritário de surdos deve ser evitado.

Todo o processo educativo e terapêutico desses sujeitos mostra-se bastante difícil, oneroso e demorado. Para a sociedade atual é urgente capacitá-los o mais rapidamente possível para integrá-los à força de trabalho e ao mundo dos ouvintes. Portanto, métodos, técnicas e instrumentos cada vez mais eficientes têm de ser descobertos e empregados para alcançar tal intento.

Entretanto, eu me pergunto: que outras possibilidades podem ser descortinadas para que o surdo se humanize, se encontre e se realize como ser humano?

Como diz Forghieri, (...) *o homem não é algo pronto, e sim um conjunto de possibilidades que vai se atualizando no decorrer de sua existência. Ele é livre para escolher entre as muitas possibilidades, mas a sua escolha é vivenciada com inquietação, pois a materialidade de seu existir não lhe permite escolher tudo – cada escolha implica a renúncia de muitas possibilidades* (1984, p. 17). Contudo, para que ele possa fazer suas escolhas, é preciso conhecer suas possibilidades.

A ciência, ao longo de sua história, traz para a realidade um conhecimento funcional do mundo que amplia de forma extraordinária as nossas perspectivas de sobrevivência. Parafraseando Boaventura Santos, podemos dizer que hoje a questão não é tanto de sobrevivência, mas de saber viver, o que requer um conhecimento compreensivo e íntimo, ou seja, que nos permita um envolvimento pessoal com o que estudamos. Isso nos possibilitará sair do controle do mundo para levar-nos à sua contemplação. Portanto, o conhecimento científico deve estar a serviço da vida. Deve-se transformar em saber prático que ensina o homem a viver melhor. Dessa forma, o conhecimento que vem da prática científica, além de novidade, visa constituir-se em senso comum. Podemos acrescentar, neste ponto, que a ciência pós-moderna produz conhecimento que se traduz em autoconhecimento e que a tecnologia deve se transformar em sabedoria de vida.

O CAMINHO TRILHADO

Caminhando por trilhas que vão nessa mesma direção, de uma vida melhor e mais feliz, tenho proposto música a sujeitos surdos, com o objetivo de resgatar para esses sujeitos uma prática natural e fundamental do homem que lhes poderá propiciar prazer e realização pessoal. E aqui não se procura torná-los ouvintes, mas propiciar experiências de vida gratificantes, de modo a auxiliá-los no seu processo de tornar-se pessoa, de humanizar-se, concretizando suas potencialidades.

Schopenhauer, em seu livro *O mundo como vontade e representação*, refere-se à música como a arte isolada das demais. Ele diz:

> Não reconhecemos nela nenhuma cópia, reprodução de uma idéia dos seres no mundo; contudo trata-se de uma arte a tal ponto grandiosa e majestosa, a atuar tão intensamente sobre o que há de mais interior no homem, onde é compreendida com tal intensidade e perfeição, como se fosse uma linguagem totalmente comum, cuja clareza ultrapassa mesmo a do próprio mundo intuitivo (...). (1819, p. 103)

Esse poder de atuar tão intensamente no mundo interno do homem e essa capacidade de comunicação que ultrapassa as barreiras encontradas nas diferentes línguas fazem da música uma arte ímpar que não pode ser retirada da vida do homem, sem que lhe cause prejuízos.

Como experiência estética, a música mobiliza as possibilidades do indivíduo à medida que ele se descobre capaz de criar e de se expressar por meio dela. Isso lhe dá liberdade, permitindo-lhe expressar emoções, sentimentos, estados de espírito.

Em pesquisas anteriores, constatei que a vivência da música e a expressão da musicalidade mostram-se como possibilidades do sujeito surdo. A vivência musical revelou-se extremamente benéfica, no sentido de proporcionar-lhes prazer, alegria e realização pessoal. No entanto, o que se vê é que essa vivência, tão importante para a realização desses sujeitos, tem sido sistematicamente retirada de sua vida, seja na escola, seja no lar. Por que ocorre esta subtração? Que representação os familiares, professores, terapeutas fazem do sujeito surdo quanto às possibilidades de expressarem a própria musicalidade?

É preciso ouvi-los, deixá-los falar e que, no seu falar e ao se ouvirem falando, possam pensar a questão da música na vida do sujeito surdo, não como mais um meio ou uma técnica para "dominá-los", mas como um fim em si mesma. É, também, fundamental ouvir o próprio sujeito surdo a respeito dessa sua possibilidade. Como ele se vê enquanto uma pessoa que pode expressar a sua musicalidade e fazer, criar e usufruir a música?

Na busca de uma resposta à pergunta "Que representação o surdo tem de si e que representação os familiares têm do sujeito surdo como um ser musical?", já referida, entrevistei quatro sujeitos surdos, relembrando: Isadora, a jovem de 17 anos; Fabiana, de 19; e Mariana, de 22, à época grávida, casada com Alberto, um rapaz de 30 anos.

Partindo de uma visão que concebe o homem sempre como possibilidades, procurei compreender o surdo e os fenômenos que permeiam o seu cotidiano nas suas relações com a música. Aproximando esses fenômenos a seus significados, cheguei a um conhecimento sobre a representação que familiares fazem do indivíduo surdo, como um ser musical, e à própria representação que o surdo faz de si mesmo ante essa possibilidade. Assim, com este livro espero que o conhecimento que construí possa trazer contribuições para uma melhor qualidade de vida dos sujeitos surdos em geral.

No estudo do doutorado, escolhi a entrevista semidirigida como instrumento para a coleta de dados. A interação que se cria na relação entrevistador/entrevistado pode propiciar uma atmosfera de confiança mútua, facilitadora para a busca de respostas à questão norteadora. A entrevista semidirigida dá maior liberdade de percurso e, conseqüentemente, possibilita a obtenção de informações mais espontâneas. É fundamental garantir uma situação verdadeiramente comunicativa. Como diz Boaventura Santos,

> Nessa situação confluem sentidos e constelações de sentidos vindos, tal qual rios, das nascentes das nossas práticas locais e arrastando consigo as areias dos nossos percursos moleculares, individuais, comunitários, sociais e planetários. (1998, p. 45)

O fato de as entrevistas ocorrerem na própria casa dos sujeitos favoreceu seu desenvolvimento, visto que todos se mostraram descontraídos, disponíveis e colaboradores, estando no seu próprio espaço, e dentro do contexto familiar.

Tomei o cuidado de não interferir sem necessidade nos depoimentos, ouvir atentiva e respeitosamente os sujeitos e participar como interlocutora natural dentro da situação interativa. Esforcei-me para garantir um clima de confiança, de modo que os sujeitos se sentissem à vontade para se expressar livremente.

Portanto, na condição de entrevistadora, procurei fazer da experiência um momento de "encontro", com a disposição para estar próxima e empenhada na compreensão do outro e assim poder chegar aos significados explícitos e ocultos de suas falas.

As entrevistas continham questões sobre tópicos relevantes para os propósitos da pesquisa, mas abordados com bastante flexibilidade, de modo a não bloquear a espontaneidade dos sujeitos. Os entrevistados foram incentivados a falar à vontade, çontando sobre suas experiências musicais e como se viam perante essas possibilidades. Os familiares foram instigados a falar sobre como percebiam o sujeito surdo nas suas relações com a música e suas possibilidades musicais.

A análise e a interpretação desses depoimentos buscaram o acesso e a compreensão das múltiplas realidades explícitas e/ou implícitas nos cenários apresentados, ou seja, vão encontrá-las onde elas se ocultavam, mas também onde se mostravam, quando se penetrava nos seus bastidores.

Na leitura atentiva e cuidadosa das entrevistas, aspectos importantes começaram a surgir, indicadores das representações que os sujeitos e seus familiares fazem do surdo como ser musical. Tais aspectos foram então destacados, descritos, analisados e interpretados. A importância deles foi assumida à medida que se desvelavam seus significados explícitos e implícitos, conforme se penetrava nos bastidores da cena que se apresentava para análise. Assim, tornou-se possível iluminar e clarear diversas questões.

No próximo capítulo apresentarei os casos Isadora e Fabiana, focalizando os cenários e bastidores, e realizando reflexões e articulações teóricas de modo a entender os fenômenos que transitam e se expressam nas falas, facilitando ao leitor a compreensão da questão propulsora: que representação o surdo tem de si e que representação os familiares têm do sujeito surdo como um ser musical?

Reproduzo apenas esses casos porque dos quatro eram os que tinham na família uma ligação grande com a música, especialmente no caso da Fabiana, fazendo dela uma fonte de prazer. Por ser uma colecionadora de CDs, atualizada e apaixonada por música sertaneja, lambada, pagode e funk, é o caso mais representativo do meu estudo. E a família da Isadora era composta de músicos: o pai um profissional, a mãe engajada em um coral e os dois irmãos formando, à época, uma banda.

Os outros sujeitos da pesquisa do doutoramento já apareceram em alguns exemplos nos capítulos anteriores e estão no último capítulo, em que faço um apanhado geral dos quatro casos, como considerações finais.

5 MÚSICA NA VIDA DE DUAS JOVENS SURDAS

ISADORA: NOS BASTIDORES DE UMA CENA FAMILIAR

A cena está montada. Uma pequena sala, simples, com poucos móveis, típica de uma família de classe média. É uma casa de fundos em um bairro paulistano da zona leste. A família está quase toda reunida. João, o pai, um tipo italiano, alto, de 40 anos, moreno, com longos cabelos amarrados em rabo-de-cavalo na nuca, já deixando entrever as entradas de uma calvície que se anuncia. Sua voz de barítono, talvez quase baixo, lhe dá um ar sóbrio e solene. Encontra-se sentado a um canto de um sofá. Contradizendo a imagem vocal, veste-se de modo descontraído, bem à vontade, calçando chinelos, mostrando-se um homem simples.

Cristina, a mãe, uma mulher ainda jovem, com sua já explícita crise dos 40, mostra-se muito mais nova do que a idade sugere. Logo de início, ao revelar sua idade, comenta: "Tô numa crise!... A crise dos 40!". Despojada, sem qualquer adereço e pintura, os cabelos presos, está sentada numa poltrona próxima ao marido.

Na outra ponta do sofá encontra-se Isadora, uma jovem de quase 17 anos. Morena, alta, muito bonita, está sentada com um olhar questionador. Na constelação familiar ocupa o lugar de filha do meio.

A MUSICALIDADE DO SURDO

Em algum canto da casa encontram-se os outros dois filhos adolescentes, ocupados com seus afazeres. Podem ser chamados a qualquer momento para que venham conhecer a visitante, mas não serão instados a permanecer no ambiente.

O que vai se passar ali naquela cena? Ao lado da jovem, sentada em outra poltrona, encontra-se uma pesquisadora. A que vem? Os pais explicam à filha que se trata de uma pesquisa sobre música na vida de deficientes auditivos. Está posta a questão. E a filha é uma adolescente surda.

A pergunta que se coloca é a seguinte: Que representação, ou imagem, os pais e o próprio surdo fazem desse sujeito como ser musical? Conhecendo essa representação, poder-se-ão analisar, aprofundar e compreender os dados da realidade, buscando-se as relações entre o social e o individual. Poder-se-á chegar ao papel que a música assume na vida do sujeito surdo.

Segundo Moscovici, *representações sociais* são fruto de conceitos racionais científicos incorporados ao senso comum que se transformam em imagens, fantasias, mitos e crenças, indo constituir o *imaginário popular*, orientando o modo de encarar e o poder de construir a realidade. Os grupos sociais desenvolvem um "sistema de pensamento" a respeito de si mesmos ou de outros grupos, ou de fenômenos, de forma dinâmica e interativa, definindo o modo de se relacionarem com o novo. Portanto, a *representação social* de um objeto é fruto dessa dinâmica de intercâmbio de idéias e imagens, dentro do grupo social e, conseqüentemente, determinante da conduta em relação a ele.

Voltando ao cenário. A trama começa a se engendrar. Tentando desvelar como a música se faz presente no cotidiano de uma família em que um de seus integrantes é surdo, e como este é percebido nas suas possibilidades musicais, eu, como pesquisadora, fui à procura de uma família que se propusesse e permitisse a

96

pesquisa sobre esses fenômenos no seu universo. Que imagens irão surgir nesse núcleo que mostrem como seus elementos vêem o sujeito surdo como um ser de possibilidades ante a música? Que significado, que sentido dão à música como uma possibilidade na vida de um sujeito surdo?

O pesquisador chega para estar aí com essa família, buscando junto, vivendo no aqui-e-agora a trama que será construída. Vem com a sua inquietação, certo de que, a partir do que será vivenciado ali, surgirão as respostas para suas perguntas. O homem, como um ser de relações, se mostrará ao trazer suas experiências vividas e ao se debruçar sobre elas. Ao contar suas histórias, ao atribuir-lhes significado e compartilhá-las com o outro, estará desvelando o que estava oculto e que agora se mostrará à luz. É preciso ser-com-ele, estar disponível para ouvi-lo, atento para compreendê-lo, de modo que seu "mundo-vida" se revele.

A família eleita para essa incursão consiste num grupo em que a formação e a prática musical constituem um grande eixo referencial. Foi a partir de uma prática musical que este núcleo se inaugurou. Os pais se conheceram quando participavam de um coral de jovens. Foi aí que tudo começou.

Sobre a formação dos pais e o lugar da música na família

O pai percorreu seu caminho de formação profissional, cujo início se deu numa área técnica: dedicava-se ao estudo de eletrotécnica, mas os "choques" não o incentivaram a continuar e a música chamou-o mais forte. Assim, já faltando um ano para concluir sua formação, abandonou o curso para se dedicar à música. Nessa estrada percorreu as mais diversas variantes, abrindo um leque de possibilidades que passam pela prática coral, regência, composição, arranjos, prática instrumental... A música é o objeto de seu trabalho. É o que garante o provento da família.

A MUSICALIDADE DO SURDO

Já a mãe, embora tenha algum embasamento na área de música, desenvolveu sua formação profissional na área da saúde, tendo se graduado em enfermagem. No entanto, foi a música que uniu o casal. O espaço do canto coral, a prática musical conjunta possibilitou o encontro. E, apesar de se dedicar à enfermagem, a mãe também percorreu os caminhos da música, tendo aprendido um pouco de violão, sax e praticado sempre o canto coral. Ela diz: "Que casamento!... Mas eu sempre gostei de música! Cantava no coral. Conheci o João no coral. Depois fiz um pouquinho de piano, um pouquinho de violão, um pouquinho de sax!".

Os dois filhos homens, então um com 18 e outro com 15 anos, tocavam baixo e bateria, tendo formado sua própria banda. Eram os maiores praticantes da música instrumental em casa.

Vê-se, assim, que a música ocupa um lugar relevante na vida dessa família, desde o seu surgimento. Era essencialmente objeto de trabalho e fonte de recursos provedores para a família. No entanto, não cumpria os anseios da família com a eficiência desejável. Os progenitores mostravam-se penalizados: o pai, por ter abraçado a área de cultura; a mãe, a área da saúde, ambas respondendo com precariedade à função mantenedora de uma família. Para atender à demanda familiar, eles tinham de se desdobrar nas mais diversas práticas profissionais que lhes possibilitassem ampliar os ganhos. Nesse sentido, a análise mostra que o discurso do pai é contraditório. Ele coloca que optou pela música dizendo: "Arrisquei! Posso dizer que tenha dado certo!...". Mas, ao mesmo tempo, pontua num tom de queixa:

A gente tem que fazer um pouquinho de tudo! Você faz uma formatura, você faz um casamento, um concerto; tem que dar aula, tem que fazer um monte de coisa. Tem que abrir um leque dentro da área, das possibilidades porque não tem condições de ficar num emprego

98

MÚSICA NA VIDA DE DUAS JOVENS SURDAS

e querer manter... Infelizmente a nossa realidade aqui é bem louca, não é? Só o pessoal de Brasília é que está legal! Só pra eles! Mas isso não é só da área da música. É praticamente de todas as áreas!

Nota-se a contradição quando, ao mesmo tempo que acha ter dado certo quanto à sua escolha profissional, queixa-se da loucura das inúmeras atividades em que se desdobra para garantir a sobrevivência da família e, ainda assim, procura despenalizar a música, justificando que é uma crise geral. Seria possível dizer que tenha dado certo, enquanto escolha profissional; a música possibilita a realização pessoal mas não supre suas necessidades econômicas: o pai tem que se desdobrar em inúmeras atividades para garantir a sobrevivência da família. Enquanto trabalho, a música não dá retorno financeiro. Nesse sentido é "uma loucura".

A *música*, para esse pai, é profissão, *trabalho*. Na nossa sociedade, em geral, o papel profissional é desempenhado fora de casa, num local apropriado de trabalho. Em casa, os papéis a serem desempenhados são os de pai, marido, chefe de família.

A música parece estar pouco presente no contexto familiar como lazer, entretenimento. Quando perguntado sobre a música na sua vida, não fala de si mas responde sobre o trabalho que realizou com a filha, usando o piano. Nesse caso, parece ter como que assumido o papel de terapeuta, quem sabe norteado pelas orientações dos profissionais que acompanhavam sua filha. Na abordagem unissensorial os pais são solicitados a dar continuidade em casa, ao trabalho feito em clínica. Assim, ele promovia a estimulação auditiva da filha, utilizando-se de seus recursos como músico. Usava o piano, inicialmente, para testar a garota:

Olha, teve um período muito pequeno! Eu cheguei a fazer uns teste com a Isadora, no piano... com ela de costas... para ver se ela sentia a diferença dos graves, médios e agudos. E ela reagiu muito bem a

99

isso, o que para mim, na época, era uma surpresa muito grande. (...) Ela ficava de costas. Eu tocava e aí ela levantava. Tinha uma fichinha de três cores. Assim, se fosse o grave, ela levantava a cor correspondente. Cheguei a fazer isso aí com ela...

Essa "surpresa muito grande" ao vê-la reagir "tão bem" parece indicar que o pai, vendo sua filha como surda, ou seja, um ser com um impedimento auditivo, não acreditava na possibilidade de ela reagir aos estímulos sonoros musicais. A representação que se tem do surdo é que ele não ouve nada. Portanto, surge o inesperado, o incrível. E, mais surpreendente ainda, se ela é surda, como consegue discriminar alturas sonoras? Afinal o que é isso, o aproveitamento dos resíduos auditivos? Outra fala do pai aponta na direção da descrença nas possibilidades musicais de Isadora:

> É! Com a Isadora, foi mostrado que é um processo aí meio travado. Fiz algumas tentativas, algumas desistências. Como eu ia dizendo, com relação à dança flamenca que ela vinha fazendo, é difícil pra ela acompanhar porque, fundamentalmente, existe o ritmo da música que, por si só, já é complicado e difícil. Então, pra ela, a dificuldade, no caso, é maior. Não sei até que ponto isso pode ter influenciado nessa questão dela ter parado, ou não. Ia também um pouco por imitação, né? Olhando, quando tinha que fazer a volta e tal...

Um sujeito estigmatizado, segundo Goffman, apresenta um atributo que o deprecia, que o impede de ser completamente humano e, portanto, torna-o desacreditado. Então, para a família, se o filho é surdo, não poderá discriminar alturas sonoras, não poderá dançar a dança flamenca porque o ritmo é extremamente "complicado e difícil" para os ouvintes. Portanto, para o deficiente auditivo será muito mais complicado. A dança só poderá ocorrer por "imitação".

MÚSICA NA VIDA DE DUAS JOVENS SURDAS

A *estimulação auditiva*, visando ao desenvolvimento da função auditiva, é o princípio básico de toda a educação desta filha. Tudo deve se prestar a esse objetivo. A respeito disso o pai fala:

> E foi bem em cima disso, né... dentro daquela filosofia: por menor que seja o potencial auditivo, ele tem que ser trabalhado. E muito mais intensamente, até os quatro anos de idade, quando existe um desenvolvimento da função auditiva. Então foi se trabalhando aí nesse sentido, ela usando aquele primeiro aparelho...

O discurso do pai mostra como ele já incorporou o *discurso científico* sobre desenvolvimento auditivo e assumiu suas premissas. Apropria-se de pressupostos, conhecimentos e conceitos da Audiologia Educacional que propõe a educação do deficiente auditivo pela via do aproveitamento máximo dos resíduos auditivos. Por esse caminho ele poderá, então, viabilizar a aquisição e desenvolvimento da linguagem da filha, seguindo as mesmas etapas de desenvolvimento de uma criança ouvinte. Sua "filosofia" reproduz o que Pollack apresenta como abordagem acupédica, dentro do Método Unissensorial, conforme já exposto no Capítulo 1.

Vejamos, então, o que os pais faziam para concretizar a proposta teórica do Método Unissensorial. Seguem alguns exemplos de depoimentos dados:

> Pai: Olha, teve um período muito pequeno! Eu cheguei a fazer uns testes com a Isadora, no piano... com ela de costas... para ver se ela sentia a diferença dos graves, médios e agudos. E ela reagiu muito bem a isso, o que para mim, na época, era uma surpresa muito grande. Nunca tive experiência, ou qualquer tipo de pesquisa, ou trabalho com pessoas a esse nível, não é? (...) No piano, quando ela teve interesse, ela queria tocar as notas na mão direita. Fazer uma escala com a mão direita. Eu ensinei e ela fez assim de primeira, com

101

muita facilidade. Em seguida ela quis fazer com a mão esquerda. (...) Aí ensinei a mão esquerda. A escala com a mão esquerda. E, você sabe, a digitação é diferente: a mão esquerda da mão direita. Ela fez com a mão esquerda. E, mais uma vez, para minha surpresa, ela tocou as duas mãos. E fez a escala subindo e descendo. Com as duas mãos. E foi o máximo que eu consegui. Quer dizer, eu não consegui nada. Foi uma possibilidade que ela...

Mãe (dirigindo-se a Isadora): Depois você não quis mais! Lembra antes? A mãe pegava disco. Você pegava a letra. Lembra, o tempo do disquinho da Xuxa! Precisava fazer um gráfico assim: aqui mais agudo, mais num sei o que... e tal! Mas também insisti um tempo e depois (...) Há alguns anos atrás. Pegava aquelas letras, o disquinho da Xuxa! Escrevia assim, fazia uns gráficos, tentando, pra ver se você cantava as alturas certas... Depois de um tempo... eu... Teve o trabalho com o maestro, né?

Pai: Isso! Um maestro, conhecido meu, que é especialista em voz, anatomia, garganta, cordas vocais, enfim... Um grande músico, um grande maestro! E havia tempos eu vinha conversando com ele da possibilidade de fazer um trabalho com ela, pra ver se... ela conseguia desenvolver um pouco mais essa questão do som. E... pra ele também foi um desafio porque ele nunca deu, assim, aula de canto, ou técnica vocal para pessoa com problema auditivo. (...) Foi um trabalho de respiração..., alguns exercícios de emissão... Mas, por mais que a gente tenha conversado com a Isadora,... (...) Aí ela falou: "Ah mas eu não quero cantar!" (...)

Mãe (comentando sobre as aulas de dança): Conta pra ela quanto tempo, você e a sua avó, tocando castanhola e dançando... Era tão bonito! (...) E quando eu levava você lá no Ipiranga. Você tinha aula com aquela moça... A gente levava à noite. Você começou a ter aula de dança. A coisa mais linda!

MÚSICA NA VIDA DE DUAS JOVENS SURDAS

Vê-se, então, que todas as oportunidades de estimulação auditiva deviam ser promovidas com esse objetivo. Assim, a música é um dos recursos para atingir tal fim. Ela não é utilizada como algo que possa dar prazer, prestar-se ao entretenimento, ou à realização pessoal. A filha surda deve se submeter às práticas que lhe possibilitem desenvolver uma linguagem e uma fala o mais próximas do padrão do ouvinte, para que possa assemelhar-se o máximo possível dele. É preciso fazer de tudo para escapar ao estigma de ser surdo.

As pessoas são categorizadas pela sociedade, conforme seus atributos comuns e naturais se enquadrem ou não aos esperados para os membros de determinada categoria. Por esses atributos pode-se prever a sua "identidade social". Se um atributo é extremamente depreciativo, ou seja, ele se afasta dos padrões de normalidade, tem-se, então, um *estigma*. Ser surdo é ser diferente. E o diferente é desconhecido, dá medo, angustia, ameaça a ordem e a organização da vida.

O cuidado da família em sempre manter Isadora o mais integrada possível junto dos ouvintes e afastada dos surdos parece indicar uma preocupação com a representação que se tem desses sujeitos. Isadora nunca freqüentou uma escola para surdos. Apenas durante pouco tempo freqüentou uma escola comum que tinha uma classe com uma proposta especial para DA. Mas a mãe não ficou satisfeita. Ela diz: "Aí, eu aquela dúvida! Também não estava satisfeita... Eu não estava gostando muito do que tava se fazendo lá. Porque a integração mesmo (com ouvintes) não existia naquela realidade...!".

Quando pergunto a Isadora se ela conhece a Escola Helen Keller, uma escola para surdos, da prefeitura, que fica bem próxima à sua casa, ela manifesta seu desconhecimento. Pede à mãe alguma pista confirmando se conhece ou não. Mas a mãe responde: "Sei lá! Num sei!... Helen Keller!...".

103

Portanto, essa escola que se destina a pessoas como Isadora é desconhecida por ela; não é objeto de conversas na família. Embora morem tão perto dela, parecem ignorá-la.

Para Isadora, a surdez é um peso. Isso se torna evidente quando do lhe perguntei se prefere usar o termo "surda" ou "deficiente auditiva". Isa respondeu: "Qual eu prefiro? O que você acha?... Eu prefiro ser como vocês!... Para não ser surda!... Porque é pior!".

Vê-se, no caso desta jovem, que os pais tudo fazem para que ela consiga "corrigir" a sua condição e, assim, se livrar do estigma de surda. Nesse sentido, ela deverá realizar grandes esforços para suplantar seus limites: fazer o melhor uso possível de seus resíduos auditivos; adquirir e desenvolver a linguagem como os normouvintes o fazem; desenvolver uma fala o mais natural e normal possível. Mas, apesar disso, continuará sendo uma surda. E o pai tem claro para si que, em decorrência disso, tudo é muito mais difícil para a filha. Assim, ele fala sobre a música na vida de Isadora: "Quer dizer! É, é difícil! Muito difícil! A gente tem que ter sempre em mente que pra ela o processo é sempre mais difícil".

Os pais mostram preocupação e atitude corretiva diante do estigma, mediante seus comportamentos, mas não chegam em nenhum momento a explicitar, em sua fala, a rejeição pela surdez. Entretanto, falar sobre a surdez parece penoso, e, quando perguntei à mãe sobre a etiologia da surdez de Isadora, ela respondeu laconicamente, encerrando logo o assunto:

Nadir: Qual é o diagnóstico dela?
Mãe: Rubéola. Eu tive rubéola.
Nadir: Ah, você teve rubéola?
Mãe: Eu tive.
Nadir: Em que época?
Mãe: No segundo mês.

MÚSICA NA VIDA DE DUAS JOVENS SURDAS

Nadir: E você sabia?

Mãe: Sabia.

Faz-se silêncio. A mãe não dá continuidade à sua fala.

No entanto, Isadora parece sentir as exigências dos pais como falta de aceitação de suas condições. Reage negativamente às propostas de seu pai quando este tenta desenvolver um trabalho com música. Quando ela diz: "Não faço mais", referindo-se às atividades com o piano, e justifica: "Porque não ligo. Isso não é da minha vida!... Não gosto!", mostra, aparentemente, uma oposição aos esforços dos pais. As tentativas de levá-la a utilizar seus resíduos auditivos tornam-se fonte de tensão, já que Isadora deixa de colaborar, o que os deprime. Vejamos, então, o que disse a mãe ao final da entrevista:

Mãe: O duro nosso é a loucura também. O cansaço que a gente vive, só correndo pra cima e pra baixo... A gente faz o máximo que pode mas acho que... (fala com respiração cansada e ofegante).

Pai: É muito pouco!

Mãe: Poderia fazer mais. Mas também se tivesse mais colaboração! A condução é difícil pra levar ela lá! Tudo bem: ia e voltava. Mas depois que ela não estava correspondendo, a gente cansa também!

Comentando sobre o tempo em que fez tentativas de trabalho com piano, ele disse:

Hoje ela está com 16... Estava com uns dez anos, nove..., mais ou menos. E eu não dei continuidade, na verdade, ao processo. Mas depois de um tempo deu para sentir, quando a gente tocava um pouco no assunto, ela sempre tirava o time, né? "Não, não quero!

105

Não sei o quê..." Se você me perguntar o que ela quis dizer com isso agora, eu não sei te dizer. "Isso não é da minha vida!" Nunca houve uma conversa mais profunda a esse nível. Talvez ela tenha consciência de que o fato de tocar piano seja melhor para quem está ouvindo. Não para quem está tocando, com o problema que ela tem... Pode ser! Nunca ela levou uma conversa... a este nível!

Essas falas do pai mostram seu espanto diante da declaração de Isa: "Isso não é da minha vida!". Não se tinha dado conta dos motivos implícitos que poderiam estar presentes nos movimentos de rebeldia às suas propostas de incluir a música no treinamento da filha. Parece que este pai tudo fazia para buscar a representação de Isadora no papel de "ouvinte-falante" e que ela deveria, naturalmente, mostrar sua adesão. Agora, diante dessa declaração de Isa, conclui que ela talvez não aderisse porque era muito difícil, dada a sua condição de surda.

Moura, fazendo restrições ao modo como grande parte de educadores de surdos aborda a falta de comunicação oral destes sujeitos, afirma:

> Considerar a falta de comunicação oral como o estigma aparente do Surdo que precisa ser anulado de qualquer forma para que ele possa se igualar aos "normais", pois sem esta igualdade ele estaria inabilitado para uma aceitação social plena, é uma forma simplificada de considerar o problema e de aparentemente solucioná-lo. (1996, p. 60)

Moura continua dizendo que o estigma não poderá ser removido pelo ensino da fala, nem pelo aproveitamento dos resíduos auditivos do surdo, pois ele continuará sendo surdo, sua fala o denunciará cada vez que se expressar, e assim ele será visto pelos ouvintes. Estes sempre o verão como diferente, e, portanto, sua aceitação e seu reconhecimento social estarão prejudicados. A autora discorre ainda sobre a crueldade de se colocar a fala como instrumento básico de normalização do surdo e de como, em vez de *promover a aceitação*, pelos ouvintes, acaba por impedi-lo de *criar mecanismos saudáveis de identificação e de pertinência a um grupo* (p. 60).

Pode-se dizer que, de fato, o surdo nunca será acolhido pela sociedade como um ouvinte, porque não o é. Por outro lado, permanecerá na periferia, tentando entrar no grupo dos ouvintes mas pertencendo ao território dos surdos com os quais não se identifica, porque não os aceita. Não quer ser igual a eles. Dessa forma, não será incluído em nenhum dos dois territórios.

A não-aceitação da surdez e o desejo de ser representada como ouvinte aparecem e se concretizam na fala de Isadora em alguns trechos da entrevista. No momento em que lhe perguntei se seus amigos são surdos ou ouvintes, ela disse: "São... Nunca falou. Meu amigo Pedro não gosta de usar o aparelho. Ele não usa. É difícil pra entender ele. Eu não quero igual a ele, que não fala muito bem, né? É difícil...".

Em outro momento, ao responder se preferia usar o termo "deficiência auditiva" ou "surdez", ela afirmou: "Qual eu prefiro? O que você acha? (...) Eu prefiro ser como vocês!... Para não ser surda! Têm muito surdos que não querem! Porque é pior!"

Fica evidente que Isadora não se identifica com nenhum dos territórios nem se sente inclusa em qualquer um deles. Gostaria de ser igual aos ouvintes "porque é pior" ser surda. Mas também não faz parte do grupo de surdos porque não gosta de ser como eles são. Não gosta porque não "falam muito bem".

Goffman, falando sobre uma condição necessária para a vida social, pontua o já assumido como estabelecido:

A MUSICALIDADE DO SURDO

(...) que todos os participantes compartilhem um único conjunto de expectativas normativas, sendo as normas sustentadas, em parte, porque foram incorporadas. Quando uma regra é quebrada, surgem medidas restauradoras; o dano termina e o prejuízo é reparado, quer por agências de controle, quer pelo próprio culpado. Entretanto, as normas com que lida esse trabalho referem-se à identidade ou ao ser, e são, portanto, de um tipo especial. O fracasso ou o sucesso em manter tais normas tem um efeito muito direto sobre a integridade psicológica do indivíduo. Ao mesmo tempo, o simples desejo de permanecer fiel à norma – a simples boa vontade – não é o bastante, porque em muitos casos o indivíduo não tem controle imediato sobre o nível em que apóia a norma. Essa é uma questão da condição do indivíduo, e não de aquiescência. (1988, p. 138-9).

Uma das expectativas normativas da vida social é que os indivíduos ouçam e falem, utilizando-se da linguagem dentro dos padrões estabelecidos pela sociedade e pela cultura. A surdez e a conseqüente dificuldade para adquirir e desenvolver a linguagem constituem uma quebra da regra. As "agências de controle" promovem medidas restauradoras que visam ao aproveitamento máximo dos resíduos auditivos e à apropriação da linguagem, por parte desses indivíduos. No entanto, o prejuízo não é totalmente reparado. Sempre restarão as marcas, as seqüelas que indicarão o déficit daquele sujeito. Na maioria dos casos, a perda auditiva é irreversível e a surdez é a condição existencial do sujeito.

O pai falou sobre o trabalho com canto proposto para ser desenvolvido com a filha, visando ao resgate de uma melhor produção vocal da mesma:

Um maestro, conhecido meu, que é especialista em voz, anatomia, garganta, cordas vocais, enfim... Um grande músico, um grande maestro! E há tempos eu vinha conversando com ele da possibili-

108

MÚSICA NA VIDA DE DUAS JOVENS SURDAS

dade de fazer um trabalho com ela, pra ver se... ela conseguia desenvolver um pouco mais essa questão do som. E... pra ele também foi um desafio porque ele nunca deu assim, aula de canto, ou técnica vocal para pessoa com problema auditivo. Foi um trabalho de respiração..., alguns exercícios de emissão... Mas, por mais que a gente tenha conversado com a Isadora... Ninguém quer que você cante! Mas isso vai melhorar a reprodução sonora, sua fala...

Também pontua como essa proposta não era aceita pela filha: "Mas a Isadora pouco se esforçou com relação a esse trabalho e quando ela ia, ia empurrada, por um trator!".

O próprio pai parece não acreditar nessa possibilidade de canto para sua filha, nessa afirmação: "Ninguém quer que você cante! Mas isso vai melhorar a reprodução sonora, sua fala...".

Por trás desse discurso visível talvez pudéssemos ver o invisível, aquilo que não foi dito mas que perambula feito fantasma sobre a família:

Sei que você não é capaz de cantar porque é surda. Mas o canto vai te ajudar a falar melhor, como nós os ouvintes falamos! E assim você será mais igual a nós!

Nota-se novamente o empenho em promover experiências musicais à filha, mas sempre com o objetivo de melhorar a produção oral dela. Faz-se de tudo para remover os sinais da deficiência que estigmatiza a filha. O pai parece acreditar que esse tipo de trabalho poderia trazer "resultados fantásticos". Vejamos o que ele falou: "Mas que eu não tenho dúvidas de que esse trabalho (de canto), embora pra ele (maestro) fosse um desafio, é uma coisa que a depender do nível da criança, pode vir a atingir resultados fantásticos!".

109

A MUSICALIDADE DO SURDO

Como se pode ver, esses "resultados fantásticos" não consistem na possibilidade de o surdo cantar e sentir prazer com isso, mas como uma forma de "melhorar a reprodução sonora" da fala. Fica, portanto, para esse sujeito a imagem da música como um instrumento adicional de aprimoramento da fala, para que ele tenha uma produção mais similar à fala do ouvinte. Esse é o padrão desejável para que ele possa escapar do estigma de surdo. A representação social que se tem de um sujeito assim maculado é de que ele é portador de um atributo profundamente depreciativo. Cabe-lhe, então, o grande esforço de se apropriar dos recursos musicais e aplicá-los à sua voz e à sua fala.

A própria Isadora não se vê como uma pessoa com possibilidades. Quando lhe perguntei se cantava, ela respondeu sem hesitar: "Não sou boa nisso!". E quando indaguei se todas as pessoas cantam bem, ela afirmou: "Melhores do que as pessoas que não tem ouvido! Acredito!".

É evidente para ela que cantar não lhe é possível. Os ouvintes o fazem bem melhor. Pode-se crer que, embutida nessa afirmação, existe a imagem do bom cantor, como aquele que pode se expressar dessa forma com sucesso. Só tem esse direito um Pavarotti, um Caetano Veloso, Gilberto Gil...

Existe uma expectativa social para o papel de cantor. O *script* preconiza que esse papel seja exercido por quem tenha uma voz com qualidades especiais, um "bom ouvido", que cante afinado e com expressividade. Dessa forma, ouvir o canto de índios, de monges tibetanos ou de tribos africanas pode soar estranho a ouvidos educados numa cultura contemporânea, ocidental. O canto de um surdo não é sequer concebido. Afinal ele é surdo! Ele mesmo acaba por se enquadrar nessa perspectiva e não se vê nas suas possibilidades de cantar e buscar o prazer que isso lhe pode propiciar.

110

A prática natural de cantar, direito de todo o ser humano, não está incluída nessa possibilidade. Dessa forma, Isadora não está disposta a enfrentar a crítica e a denúncia de que canta mal. É difícil para o estigmatizado lidar com sua insegurança diante da crítica possível dos "normais". O melhor é não se expor para não correr o risco de ser desabonado.

É importante considerar também que essa jovem vivia num meio altamente exigente quanto à produção musical. Seus irmãos tinham uma banda, a mãe cantava no coral. E o pai, maestro, compositor e instrumentista, torna a busca da perfeição, do virtuosismo musical parte desse universo. Fica assim extremamente penoso para um simples mortal surdo habitar esse Olimpo. Concorrer com músicos de gabarito, como é o caso da família de Isadora, é extremamente injusto para uma pessoa surda. O virtuosismo do outro, a sua competência acabam por denunciar a "incompetência" do surdo. Assim, o não se expor é uma forma de autoproteção. E, em plena adolescência, quando a autocrítica e o senso de ridículo andam altamente exacerbados, esse sentimento e a representação que tem de si mesmo ficam profundamente prejudicados. A auto-imagem positiva que se constrói com os sucessos e o prazer pelas realizações alcançadas fica inatingível. É preciso contar então com a aprovação das outras pessoas para "alimentar-se". Mas, nesse caso, também fica difícil a aprovação da família, quanto às experiências musicais da filha surda. O nível de exigência é alto e qualquer produção é apenas vista como um pequeno instrumento de aperfeiçoamento da fala, e não como uma possibilidade musical.

Tiba, ao discorrer sobre pais exigentes, pontua que eles podem determinar o sentimento de impotência dos filhos. A realização das tarefas torna-as difíceis, pois o adolescente deve enfrentar a tarefa em si, a própria autocrítica e a crítica de seus pais. Se ob-

A MUSICALIDADE DO SURDO

tiver sucesso, geralmente esse tipo de pais nada mais faz do que alegar que "não fez mais do que a obrigação". E o fracasso leva à depressão, reduz a autoconfiança, gera pessimismo e favorece novos fracassos. E o inverso se dá quando o adolescente vive o sucesso.

Remeto-me aqui a um caso relatado em pesquisa anterior (Haguiara-Cervellini & César, 1987), em que pude constatar como as experiências e expectativas familiares poderiam facilitar ou dificultar a expressão da musicalidade de um jovem surdo. Marco Antonio, de 17 anos, vinha de uma família em que o cultivo da música erudita ocupava um grande espaço. O pai possuía um sofisticado equipamento de som, ao qual o jovem não tinha acesso. A ele era destinado outro aparelho com menos recursos acústicos. Esse pai costumava ouvir grandes obras orquestrais, sinfônicas e, especialmente, óperas, que eram a sua grande paixão.

Marco Antonio, o jovem surdo, nos dois anos de atendimento em duas sessões semanais de música, sempre se negou a cantar, quando isso acontecia no grupo. Alegava que não sabia e não gostava. Sua experiência com canto, em casa, estava relacionada ao canto operístico. Quase chegando ao final do período de atendimento, certa vez introduzi um canto de um índio da tribo dos Suruís de Rondônia. Marco Antonio, de olhos fechados, sentado sobre o tablado da sala, ouvia a música com a cabeça apoiada sobre os joelhos, enquanto percutia o chão com a mão, acompanhando a pulsação da música. Após essa audição, indaguei-lhe se sabia que tipo de música era aquela. Ele respondeu, então, que parecia índio. Quando lhe confirmei sua percepção e mostrei-lhe o encarte do disco, ele vibrou de prazer: tinha descoberto um canto de índio! Isso foi tão mobilizador que, após perguntar-lhe se queria cantar como o índio, Marco Antonio não teve dúvidas: posicionou-se em estado de prontidão e começou a desenvolver um canto que

112

muito se assemelhava ao do índio. Depois pegou um bongô e improvisou um novo canto, acompanhando-se ao instrumento.

Mais tarde apresentei as duas músicas: a do índio e a de Marco Antonio a uma classe de Pedagogia, onde as alunas se especializavam em educação de deficientes auditivos. Primeiramente elas não souberam identificar o tipo de música. Achavam que seria um tipo de música do Oriente. Quando lhes informei que se tratava do canto de um índio e de um surdo, não souberam identificá-los, tamanha a semelhança entre os dois.

Esse relato mostra-nos como a representação que Marco Antonio fazia de cantor estava vinculada às suas experiências em casa. O canto operístico é dos mais sofisticados e virtuosísticos que se encontra no mundo da música. Essa representação indicava-lhe como era impossível assumir o papel de cantor. Sua *matriz de identidade* não previa esse papel para ele. Tinha noção dos seus limites e de suas possibilidades. Mas ao ouvir e identificar o canto do índio descobriu que era capaz de cantar daquele modo. O canto simples, a melodia acessível, o ritmo elementar mostravam que ele também poderia cantar. Uma nova representação de cantor surge como uma possibilidade para ele, que passa a fazê-lo efusiva e entusiasticamente.

Goffman expressa como os "estabelecimentos sociais" determinam a gênese e a construção do "EU". Tal construção se dá dentro de uma cena em que os *scripts* sociais já estão dados. O indivíduo assume o papel de ator que está envolvido na tarefa humana de encenar uma representação. Ele deverá causar impressões de acordo com o papel assumido. Esse ator tenta representar um personagem de modo que a platéia acredite na veracidade da imagem que observa. Portanto, o "EU" que se vê não se origina no próprio indivíduo, mas na cena toda que foi montada. É produto dessa cena e está atrelada aos estabelecimentos sociais.

A MUSICALIDADE DO SURDO

Com base em Goffman pode-se dizer que os grupos sociais criaram uma representação social do que é ser cantor. Pode-se ser cantor lírico ou popular. Mas tem de apresentar uma voz com qualidades dentro do que é exigido para cada categoria. Caso contrário, não será confirmado pela "platéia". Fazendo-se uma retrospectiva do canto na história da humanidade, veremos que essa possibilidade de expressão humana é tão velha quanto a própria humanidade. O canto sempre esteve presente em todos os momentos da vida humana. O homem sempre cantou para brincar, para afugentar os maus espíritos, para embalar uma criança, para chorar seus mortos, para se dirigir aos deuses ou comemorar momentos de grande alegria. Esse canto sempre foi direito de todos os homens. E todos cantavam. Mas, com o desenvolvimento das sociedades, com a evolução do conhecimento e a diversificação das atividades humanas, o homem foi se afastando cada vez mais de uma série de práticas que lhe eram tão próprias e se restringindo a atividades mais específicas, caminhando em direção às atuais especializações. Assim, embora tenha alcançado grandes conquistas em áreas específicas de conhecimento, perdeu suas simples habilidades de práticas do cotidiano, que lhe eram tão preciosas como realização pessoal. E hoje constatamos como as pessoas pouco cantam. É comum encontrarmos mães que nunca cantaram para seus filhos, nem quando esses eram bebês, alegando não saber fazê-lo ou vendo-se como desafinadas e, portanto, incompetentes. Hoje as pessoas mais ouvem os grandes cantores do que expressam sua musicalidade por meio do seu instrumento musical: a voz. Ressalvem-se aqui os adolescentes que nessa fase empenham-se na reprodução da música jovem do momento.

Voltando à família de Isadora, vamos saber o que nos diz sua mãe. Esta também traz seu depoimento de como vê e como trabalhou com a filha, utilizando música, no intuito de conseguir um melhor desempenho vocal da mesma. Ela lhe disse:

114

MÚSICA NA VIDA DE DUAS JOVENS SURDAS

Lembra, antes? A mãe pegava disco. Você pegava a letra... Lembra, o tempo do disquinho da Xuxa! Precisava fazer um gráfico assim: aqui mais agudo, mais num sei o que... e tal! (...) Pegava aquelas letras, o disquinho da Xuxa!... Escrevia assim, fazia gráficos, tentando, pra ver se você cantava as alturas certas...

Esses depoimentos mostram como a música era imposta para beneficiar a comunicação oral da filha surda e como ela reagia a essa imposição, rebelando-se, sentindo-se incapaz, desacreditando nas suas próprias possibilidades. Essas exigências só vêm reforçar ainda mais o seu papel de estigmatizada, tornando-o mais visível. A música cantada era experimentada na tentativa de ver se a filha "cantava as alturas certas". O "tentar ver se conseguia" já aponta para a descrença nessa possibilidade. Tenta-se, mas sabe-se que é muito difícil.

Referendada em Goffman, pode-se ver como a "representação" do "eu" foi se constituindo a partir da estrutura familiar e como esta foi se formando dentro dos movimentos e das expectativas sociais. Não se esperava que Isadora cantasse, mas que melhorasse sua voz. Sabia-se que isso era difícil, mas, quem sabe, com algum esforço, ela conseguiria um mínimo de resposta.

Voltando ainda à questão da música na vida do pai em casa, a mãe, a filha e o próprio pai acabam assumindo que ele não vivencia a música no contexto familiar, a não ser que seja como trabalho.

Mãe: Seu pai nunca toca em casa.
Pai: É, geralmente fica um pouco difícil.
Isadora: Por que você não toca mais?
Pai: Aqui em casa é difícil!
Isadora: Por que é difícil?
Pai: Toco mais na igreja..., noutros horários de apresentação...

115

A MUSICALIDADE DO SURDO

Isadora: Por que aqui não? Aqui tem piano!

Pai: Tem o teclado...

Isadora: E o que tem?

Pai: E às vezes a gente faz o trabalho com o pessoal que vem aqui. Às vezes o pessoal do coro, ou amigos que vêm aqui cantar, tocar junto... Não é? Quer dizer, excepcionalmente acontecem essas coisas. Mãe: Ah, o ano passado o João começou. Nós fizemos um sexteto. Aí esse ano nós não conseguimos retomar. Não conseguimos ainda. Então vinha o pessoal uma vez por semana cantando. Depois vinha um amigo dele tocando bateria, o outro piano, baixo, esse tipo de coisa. Então a gente começou a fazer no ano passado, mas neste ano a gente não conseguiu.

Essas falas mostram que fazer música em casa só acontece excepcionalmente, e sempre por interesses de trabalho. Parece difícil tocar em casa e, apesar do questionamento da filha sobre a razão da dificuldade, a explicação não surge. Talvez o próprio pai nunca se tenha dado conta e refletido sobre isso. Será que, pelo fato de a música ser seu instrumento de trabalho, em casa não há lugar para ela? O lar é o lugar do convívio familiar, do descanso, e não do trabalho. Portanto, quando há um evento musical, a motivação vem do trabalho. E o cotidiano já é tão exigente! Ele tem de se desdobrar em variadas atividades para conseguir os proventos necessários para a sobrevivência da família. Trazê-la para casa, como lazer, é transformar o trabalho que é tão duro e exigente lá fora em algo que propicie descanso, entretenimento. Será que isso é possível? Ou será que para esse pai, assim como para essa mãe, viver a música em casa como lazer traz a culpa diante da filha que não estaria usufruindo esse bem? Como um pai ou uma mãe pode estar se deleitando com algo a que seu filho surdo não tem acesso? Isso dentro da perspectiva e representação que têm desse filho. Os pais, freqüentemente, carregam a culpa por terem gerado

116

MÚSICA NA VIDA DE DUAS JOVENS SURDAS

um ser com uma deficiência. E, se esse não pode usufruir algo que lhes é gratificante, penalizam-se, retirando da própria existência o que lhes dá prazer.

Essa autopenalização pôde ser observada na pesquisa com adolescentes surdos já mencionada (Haguiara-Cervellini & César, 1987). Entrevistando a mãe de uma das adolescentes do grupo, ela comentava que gostava muito de música "clássica", mas não costumava ouvi-la em casa. Ao ser questionada sobre por que não usufruía algo que lhe dava tanto prazer, essa mãe declarou que não tinha coragem de ficar ouvindo música diante de uma filha que era surda. Como ela poderia deleitar-se com algo que sua filha não ouvia? Então se punia, privando-se também ela dessa vivência. É importante salientar, entretanto, que essa jovem não perdeu uma sessão sequer das duas semanais que foram propiciadas durante dois anos ao seu grupo. E por um longo tempo essas atividades eram oferecidas fora do horário curricular. Portanto, os sujeitos vinham especialmente para essa vivência. Ela não só era assídua aos encontros, como participava com grande interesse e envolvimento.

Vê-se, pelo descrito, que o sentimento de culpa que os pais carregam pode muitas vezes privar ainda mais seus filhos surdos de experiências que lhes poderiam ser extremamente prazerosas e gratificantes. Fica então a questão: Os pais de Isadora não vivem a música como lazer e entretenimento em casa porque ela significa trabalho e trabalho não se leva para casa, ou por culpa não lhes permitir viver o prazer por algo que a filha, supostamente, não estaria usufruindo?

Considerando que, a partir do depoimento do pai, fazer música em casa parece ser uma coisa "difícil", recoloco a questão da presença da música em casa, enquanto audição. A mãe assim responde:

117

A MUSICALIDADE DO SURDO

Não. Parada para ouvir, assim não! Às vezes algum vídeo... Ou às vezes quando estou fazendo alguma coisa, estou ouvindo. Quando estou fazendo alguma coisa, estou ouvindo! Agora, só parada é difícil!

Já os irmãos são os únicos que vivenciam a música no cotidiano, como algo que dá prazer. A esse respeito, a mãe declara:

Na verdade, os dois meninos sempre estão ouvindo ou tocando: um baixo e o outro bateria. E eles se entusiasmam! "Quero aprender!" Então a gente conseguiu isso. Até nem a bateria é da gente, nem o contrabaixo. Então eu entendi o deles... Então, de vez em quando, aquele som de rock da banda deles... Eu suporto um pouco, mas eu gosto mesmo é de música tranqüila.

A mãe, da mesma forma que o pai, ao ser incentivada a falar sobre a música em sua vida, desvia o rumo do discurso remetendo-se às práticas que desenvolvia com Isadora. Fala de suas tentativas de tocar disco de músicas infantis para a filha, com o objetivo de que ela entoasse alturas certas. Mas aqui ela também não conseguiu levar avante seu propósito.

Lembra antes? A mãe pegava disco. Você pegava a letra. Lembra o tempo do disquinho da Xuxa! Precisava fazer um gráfico assim: aqui mais agudo, mais num sei o quê... e tal! Mas insisti um tempo e depois... Há alguns anos atrás. Pegava aquelas letras, o disquinho da Xuxa!... Escrevia assim, fazia uns gráficos, tentando pra ver se você cantava as alturas certas... Depois de um tempo... eu...

Evidencia-se, mediante essas falas, como a mãe também procurou promover experiências musicais à filha com o intuito de obter um melhor resultado vocal, buscando ultrapassar as característis-

118

MÚSICA NA VIDA DE DUAS JOVENS SURDAS

ticas de uma voz de surdo que pode ser marcada por modulação reduzida, monótona.

Esses dados nos revelam que a música tanto é instrumento de trabalho para o pai como utilizada na educação da filha. Esta deve empregar a música para treinar o uso de seus resíduos auditivos e melhorar as características de sua fala, no que se refere a um melhor padrão rítmico e uma entonação mais adequada na fala.

Mais adiante, a mãe, quando questionada novamente sobre como se dá a presença da música em sua vida, mostra que já fez várias experiências nessa área, como tocar violão, sax e canto coral. Mas, apesar de gostar de concerto, de coral, orquestra, órgão e de ouvir música, essas possibilidades não se concretizam em sua vida como desejaria, devido à agitação e à correria do cotidiano. A prática mais freqüente possível é o canto coral que se dá todos os sábados. Porém não é suficiente. Ela gostaria de poder continuar com seus estudos de instrumentos musicais e tocar. A falta de tempo é o seu grande problema. O papel de musicista permanece no imaginário. Há o desejo, mas não há a concretização. As exigências da vida não possibilitam seu desempenho. Parece-me, assim, que o papel de musicista é uma frustração para esta mãe. Vejamos o que ela fala:

Violão eu brinco um pouquinho! (...) Saxofone, eu parei. Tava tendo aula mas aí essa vida agitada..., correndo pra lá e pra cá... Foi uma coisa que eu também parei. Mas eu tenho! A gente vai todo o sábado à noite no coral. Encontra amigos! (...) Eu canto. A gente canta um pouquinho, mais pra... Canta nas missas... algum casamento!... (...) Gosto de ouvir música!... Gosto de concerto!... Coral, orquestra, órgão... Essas coisas eu gosto. Mas... nada mais... (...) Se eu tivesse mais tempo queria voltar a treinar, tocar... Mas não dá tempo.

119

A MUSICALIDADE DO SURDO

Não há lugar para o lazer nem para o entretenimento. A chamada do cotidiano é extremamente exigente e não sobra mais tempo para outras possibilidades que não sejam o trabalho. A música não é considerada parte integrante da vida da jovem surda. Ela reconhece este fato, alegando logo no início da cena, após seu pai explicar como fazia "uns testes" com ela no piano:

Pai: Olha, teve um período muito pequeno! Eu cheguei a fazer uns testes com a Isadora, no piano... com ela de costas... para ver se ela sentia a diferença dos graves, médios e agudos. E ela reagiu muito bem a isso, o que para mim, na época, era uma surpresa muito grande. Nunca tive experiência, ou qualquer tipo de pesquisa, ou trabalho com pessoas a esse nível, não é? (...) Ela ficava de costas. Eu tocava e aí ela levantava. Tinha uma fichinha de três cores. Assim, se fosse grave, ela levantava a cor correspondente. Cheguei a fazer isso aí com ela... No piano, quando ela teve interesse, ela queria tocar as notas na mão direita. Fazer uma escala com a mão direita. Eu ensinei e ela fez assim de primeira, com muita facilidade. Em seguida ela quis fazer com a mão esquerda.
Isadora: Não faço mais.
Nadir: Não faz mais, por quê?
Isadora: Porque não ligo. Isso não é da minha vida.
Nadir: Não é da sua vida?
Isadora: Não. Isso não. Não gosto.

Ela tem introjetada a imagem que a sociedade faz do surdo: sua deficiência auditiva é a certidão de sua incompetência musical. A música não faz parte de sua vida. Mais tarde ela retomará por iniciativa própria as coisas que compõem sua vida. Por enquanto mostrará por que não liga para a música.

A autocensura não lhe permite percorrer caminhos que os ouvintes sabem fazer melhor. Está introjetada a imagem de bom

120

cantor, bom músico. Isso só é privilégio dos ouvintes. Além disso, devemos lembrar que a música sempre foi utilizada com esta jovem na direção do treinamento e, portanto, sendo mais um símbolo de sofrimento, de tentativas insanas de superação dos seus problemas auditivos. Fica difícil amar o que lhe provoca dor e mostra suas limitações.

A mãe falou sobre o período em que Isadora se interessava em ouvir o disco dos Mamonas Assassinas, mas aproveitou para destacar que a filha não consegue, no seu cotidiano, parar para ouvir música. A mãe sente que ela não gosta.

Mãe: Ah, olha, teve essa fase dela pegar o aparelho de som. Botou lá no quarto dela. Ficava direto com os "Mamonas", ouvindo música. Mas ela não pára assim para ouvir uma música... Mas ela sente quando estão fazendo barulheira. Ela falou que não gosta de barulho... (dirigindo-se a Isadora) Hein, Isadora! Quando os meninos estão ensaiando, tem os colegas do Adriano..., tocam guitarra... Você não gosta de ficar lá ouvindo.

Isadora: Mas na verdade eu não ligo.

Mãe: Mas às vezes eu falo pra você: Vai lá com os meninos pra você ouvir as músicas!...

Isadora: Ah,... Mas não estou com vontade, não. Não estou com vontade.

Mãe: Você não gosta muito.

Isadora: Gosto sim. Gosto de ouvir música dele! (referindo-se ao seu pai)

Mãe: Aonde?

Isadora: Na orquestra dele.

Mãe: Ah, só quando o pai vai reger, né? Só!

Pai: Regendo ou tocando?

Isadora: Tocando.

Nadir: Quando ele toca você gosta?

Isadora: De ouvir, né? Eu gosto.

A MUSICALIDADE DO SURDO

Isadora mostra-se contraditória em suas afirmações. Embora afirme que não "liga muito" para música, em outro momento alega gostar de ouvir o pai tocando, contrariando a afirmação da mãe, que aponta para o seu não gostar de música. Essas contradições continuam presentes em outras falas dela. Vejamos o que ela diz:

Nadir: Como você vê a música na sua vida?
Isadora: Boa pergunta! (...) Ruim!
Nadir: Ruim?
Isadora: Brincadeira!
Mãe: Quando você vai sair para dançar, na danceteria...
Isadora: Danceteria? Eu não gosto muito.
Mãe: Você gosta de dançar! (mostrando-se espantada)
Nadir: Não gosta?
Isadora: É!!! Mas não gosto muito!
Nadir: Você não gosta de dançar?
Isadora: Gosto, mas danceteria... é muito chato!
Nadir: Chato?
Isadora: No carnaval... não tem graça! Mas quando eu tivesse meu namorado, eu vou gostar muito. Todos os dias!...
Nadir: Ah, quando você tiver namorado, você vai gostar de dançar!
Isadora: Não é verdade, pai? (Pai não se manifesta)
Nadir: Você sabe dançar?
Isadora: O quê?
Nadir: Você sabe dançar?
Isadora: Dançar? Que tipo?
Nadir: Não sei!
Isadora: Danço.
Nadir: Que tipo de música você gosta de dançar?
Isadora: Ah!... Sabe...
Nadir: Reggae?
Isadora: Não, não danço muito isso, não! Rock, eu adoro!

MÚSICA NA VIDA DE DUAS JOVENS SURDAS

Nadir: Rock você adora! Que mais?

Isadora: Flamenco!

Mãe: Conta pra ela quanto tempo, você e a sua avó, tocando castanhola e dançando... Era tão bonito!

Isadora: Minha avó, minha avó. A mãe dela dança muito bem! Ah,
ela dança muito bem, né? Toca castanhola muito bem!

Mãe: Você tinha aula com aquela moça... a gente levava você à noite. Você começou a ter aula de dança. A coisa mais linda!

Isadora: A professora, o nome dela é Irani. Ela dança muito bem!

Nadir: E você gostava?

Isadora: Gosto.

Nadir: E por que parou?

Isadora: Porque... porque... tava muito caro, né?

Mãe: Ah, não vem com essa não! (...) Eu pagava. Não reclamava de
pagar para você.

Mais adiante ela se posiciona quanto ao canto de seu pai, tentando provocar sua mãe:

Isadora: Quando eu era pequena, eu gostava.

Nadir: De ouvir seu pai e sua mãe cantando?

Isadora: Da minha mãe, não!

Nadir: Da sua mãe, não? Por quê?

Isadora: Porque ela cantava muito mal!

Nadir: E o seu pai canta bem?

Isadora: O meu pai canta MA - RA - VI - LHO - SO !!

Aqui Isadora mostra novamente suas contradições, por meio
dessas falas. Alega não gostar de dançar, provocando o maior espanto na mãe. Mas, por outro lado, fala do seu gosto pela dança
flamenca. Admira o canto de seu pai enquanto provoca a mãe, di-

123

zendo que ela canta mal. Fica evidente que está numa fase de questionamento e enfrentamento da mãe, enquanto o pai é seu ídolo. A mãe era aquela que acompanhava mais de perto todo o seu processo escolar e terapêutico, na direção de fazê-la uma boa falante. E era com quem ela se batia de frente, em função das dificuldades que estava encontrando na escola. Isso fica mais claro quando se aborda a questão dos estudos.

Isadora, nas suas incongruências, negava o gosto pela dança, mas depois falava sobre os tipos de música que apreciava dançar. Discorria sobre a dança flamenca com grande envolvimento. Entretanto, mostrava sempre que quem o faz melhor são as outras pessoas: avó, professora de dança... Ao comentar acerca de seu gosto pela dança flamenca, falou mais do sucesso da avó e da professora do que de si mesma, como se ela não apresentasse habilidades para tal atividade. Nesses pequenos fragmentos evidencia-se novamente que o ouvinte é o bem-sucedido na empreitada musical: a avó e a professora na dança flamenca, e o pai no canto. Quando perguntada sobre como percebe a música na sua vida, Isadora mostrava-se reticente, depois comentava que é ruim. Não se via com possibilidades de ter um bom desempenho como o ouvinte. Talvez decorra daí o fato de nunca levar avante suas tentativas. O esforço tinha de ser muito grande para obter algum resultado dentro de suas expectativas. E o seu nível de exigência também era bem alto. Tinha de se sair muito bem, de preferência, igual aos ouvintes.

O sujeito surdo é extremamente sensível às críticas, aos fracassos, às desilusões. Daí decorre a sua dificuldade de empreender atividades em que talvez não se saia tão bem quanto os ouvintes.

Se lhe é difícil empreender atividades em que se sente em desvantagem perante os ouvintes, por outro lado precisa buscar uma compensação que salve sua representação social diante deles. Nesse sentido Isadora buscava exibir-se, mostrar sua coragem, sua força e sua destreza física, quando falava da sua paixão e das suas experiências com cavalos. Isto já se tinha prenunciado quando ela dizia que a música não fazia parte da sua vida. Naquele momento, enquanto seu pai procurava justificar essa afirmação, Isadora comentava em voz baixa com a mãe sobre coisas que fariam parte de sua vida. Então a mãe alentou-a dizendo que depois ela poderia falar sobre isso. Isadora não deixou escapar esse fio e retomou-o bem mais adiante, quando começou a contar, por iniciativa própria, suas experiências com cavalos.

Isadora: Têm mulheres corajosas, podem montar os cavalos. Já montei num cavalo bravo, empinando muito, né? Mas o cavalo bravo, quando ele tava com medo, ele escorregou em alguma coisa. Caiu em cima de mim. (...) Bati a cabeça. Bateu na terra. Então eu estava procurando aproveitar os cavalos brancos, emprestar-me. Eu fui perto de uma égua. Tava fugindo, né? Eu fui atrás dela no cavalo, né? Mas foi difícil. Ela estava prenhe. Aí ela me encostou, né? Com o casco dela. Aqui. Bateu aqui! (aponta o lugar) Ficou com a marca. Quando eu a vi, sabe... encostou... Aí no domingo passado, por exemplo, olhando para esse cavalo no campo de futebol... Ela não sabia. Você sabia? (dirigindo-se à mãe) Então, ela tava galopando, pra (...). Aí eu não vi um buracão desse tamanho. Buracão, eu não vi! Aí eu estava assim. Porque eu não percebi o buraco no campo futebol. Como pode fazer isso, né? Aí o cavalo pisou no buraco, afundou no (...) e caiu. Eu ia pular, né, mas meu pé ficou preso no estribo! No estribo! Ficou preso e não deu. Eu caí assim. Eu desmaiei.
Nadir: Desmaiou?
Isadora: Parece! Eu gritei: Ai!... Meu cavalo foi comer capim e me deixou. É, me deixou!

A MUSICALIDADE DO SURDO

Nadir: E mesmo assim você gosta de andar a cavalo!

Isadora: É. Mas tenho coragem de montar meu cavalo bravo.

Essa fala de Isadora mostra outra possibilidade sua. Vê-se como uma mulher corajosa que doma cavalos bravos. E nisso sai-se melhor que todos em casa. O pai afirma que ela monta cavalos enormes que o fazem nem ter coragem de chegar perto. Nessa área ela consegue sobrepor-se aos demais e mostrar uma representação social valorizada, que independe do fato de ela ser surda. Na área do hipismo ela pode concorrer em pé de igualdade com os ouvintes. Além disso, dadas as suas habilidades, sobressai-se entre os demais "atores" como um personagem de destaque. Ninguém em sua casa pode concorrer com ela. Nessa área Isadora é um sucesso ímpar. E seu pai reconhece sua capacidade, falando sobre seus feitos com grande orgulho. É importante mostrar em que área a filha apresenta um desempenho de sucesso. Esta é uma forma de diluir ou reduzir um estigma. O sujeito apresenta um déficit, mas tem outras compensações: áreas em que se sobressai e supera as expectativas. Vejamos o depoimento do pai:

(...) essa coisa do desenhar e, por exemplo, andar a cavalo, é, digamos, o forte dela. Realmente ela nasceu com esse potencial. Esses cavalões imensos que a gente tem medo só de olhar. Quer dizer, eu já nem encosto naquilo lá... Ela já vai, conversa com o cavalo, alisa, monta, salta. É uma coisa assim. Ela começou relativamente nova, né? Ela fazia, quando a minha irmã e meu cunhado, aos sábados, levavam a filha e aproveitavam e levavam Isadora. Depois a prima dela foi pra Botucatu, então parou com a Hípica. E eu falei pra ela que não tinha condições de ficar levando aos sábados, né? Então.... mas foi duro convencê-la. Ela largou, tal.... Recentemente ela teve lá em Goiânia, na casa do meu cunhado e aí ele levou numa hípica lá,

126

MÚSICA NA VIDA DE DUAS JOVENS SURDAS

com o amigo dele e o cara ficou muito surpreso com ela, com a facilidade e naturalidade que ela tinha em lidar com os animais. E a convidou agora no mês de julho pra ela ir lá e ficar uns dez dias, pra trabalhar lá, não sei que tal. Voltou toda empolgada. E aí a gente atacou naquela meio de chantagem: olha, depender de suas notas, você vai ou não. Agora, ela é que inverteu a chantagem: "Se você deixar eu ir, eu estudo". E assim vai.

O pai aponta a área do desenho como outro lugar de sucesso para Isadora. Embora afirme que ela não apresenta um trabalho "mais desenvolvido", vai contando passagens em que seu desenho mostrou-se surpreendente. Reconhece a capacidade da filha, não deixando, entretanto, de mencionar a sua não-adaptação a processos formais de ensino do desenho. Portanto, a filha apresenta uma "veia artística" que precisa ser apreciada e reconhecida. Mais uma vez surge uma habilidade digna para compensar uma falta e assim minimizar o estigma. Seguem alguns trechos ilustrativos dessas cenas:

Nadir: (procurando esclarecer o que o pai dissera sobre as habilidades artísticas de Isadora): Ela pinta ou só desenha?
Pai: Não, ela desenha. Pintar assim, um trabalho mais desenvolvido, não. A gente tentou dar uma seqüência, mas ela não se adaptou. Aliás, ela começou bem com uma professora. Depois essa professora saiu da escola. Veio outra. E diz ela que não se adaptou, não teve jeito,... parari, parará e parou. Mas a gente, vira e mexe, vive falando pra ela que ela poderia tentar fazer esse trabalho de quadros animados, álbum de historinhas. (...) (ainda falando sobre o potencial de Isadora, na área de desenho) Quando o Sena faleceu, ela ficou muito chocada, como a população toda! E ela pegou numa revista, ou jornal, alguma coisa assim, aquele bonequinho do "Seninha" e

127

desenhou ele ampliado, livre. Fez um desenho livre, ampliou com o nome escrito "Seninha". Fez todo o trabalho de plastificação e botou isso no carro. Ficou lá no carro até hoje. E todo mundo que via queria saber onde eu havia comprado. Eu falava: "Não, foi a minha filha que fez!" "Será que ela pode fazer pra mim?" "Num sei! Preciso conversar com ela." (...) Uns tempos atrás, as paredes aí antigas. Aí eu liberei um resto de tinta que tinha aí. Eles eram pequenos. Dei um pincel pra cada um, uma brocha, num sei o quê... Faz o que vocês quiserem! Aí ela começa a me desenhar um negócio assim, com pincel na parede, um num sei o quê. Ela desenhou um porco na parede e aí começou pelo rabo.

Isadora: O que ele falou?

Nadir: Que você desenhou um porco, começando pelo rabo.

Isadora: Como assim?

Pai: Na parede. Você era bem menor. Quando eu dei um pincel pra você, pro Renato, pro Adriano, pra vocês desenharem.

Isadora: Ah, lembro! Foi legal!

Pai: E uma vez na praia, ela... Tô parecendo meio corujão, não? Falando mais as coisas boas que ela faz!

Nadir: Claro!

Pai: Eu fui com meus filhos e uma sobrinha... A Cris tava trabalhando. E eu fiquei uns dias com eles na praia, e eu levava aquela madeira, aquele suporte para o guarda-sol. Eu levava um para fazer o buraco e o outro novo para colocar e tal. E aquele sobrava... Aí eu estava com os meninos jogando bola e ela pegou o pau e começou a desenhar. Mas era um troço imenso, que ela tava lá embaixo e vinha, riscava pra cá e num sei o quê. E a gente tinha que... fizemos um morrinho pra subir, pra ter um ângulo de visão. Ela desenhou um cachorro imenso na areia, e na proporção: cabeça com corpo, as pernas. (Dirigindo-se a Isadora) Lembra do cachorro que você desenhou na praia, na areia da praia? Um cachorro enorme que você fez? Você fez com aquele pau.

MÚSICA NA VIDA DE DUAS JOVENS SURDAS

Isadora gostava de fato de desenhar e mostrou seus cadernos de desenho com grande envolvimento e alegria. Esta era a sua outra paixão, além dos cavalos. Afirmou que gostava de desenhar animais e "as pessoas, mais ou menos" porque não têm graça. Eram evidentes o prazer e a alegria com que pai e filha comentavam e apresentavam a produção artística de Isadora. O sucesso dessa, além de beneficiar sua auto-imagem, propiciava um momento de realização ao pai, que se sentia meio "corujão". Essa aceitação e esse reconhecimento dos dotes da filha eram importantes tanto para a interação entre ambos quanto para o desenvolvimento afetivo-emocional da jovem adolescente.

Isadora desempenhava os papéis de desenhista e amazona com sucesso. Superava o *script*. Mostrava-se criativa e espontânea nesses papéis. E esse desempenho era plenamente reconhecido e valorizado, tanto pelo seu núcleo familiar – pai, mãe e irmãos –, como pelo grupo social mais amplo como tios, amigos e mesmo estranhos. Esse endosso e essa valorização social são incentivadores para promover as ações humanas. Nesse sentido, Moreno, ao falar do desejo do artista em suscitar no público a co-experiência de sua criação, assim se expressa:

Compartilhar de sua obra de arte com milhões de indivíduos justifica, para o artista, o tremendo esforço investido em sua apresentação. Nada existe que ele mais tema do que interpretar num vazio, em isolamento, sem apreciação nem amor. Ele teme isso não só pelo bem de seu ego privado mas por causa da profunda dependência do seu ego criador em relação aos ouvintes e às estimulações que estes proporcionam à sua própria capacidade de desempenho. Sabe que eles são capazes de fortalecer o seu ego criador, de provocá-lo para que se eleve ao nível mais alto que estiver ao seu alcance. (1993, p. 371-2)

129

A MUSICALIDADE DO SURDO

Apesar das contradições quanto ao gostar ou não da música, ao ouvi-la ou não, ao não fazer parte da sua vida, Isadora acaba por revelar preferência e rejeições a cantores e tipos de música, sinais de que, na realidade, Isadora não passa tão alheia a ela. Afinal, as contradições são próprias da condição humana. Nessa direção, diz Critelli:

> É próprio do humano não poder ser totalmente engolfado, ou melhor, consumado por esse mundo em que vive, nem por coisa alguma que ele pense, sinta ou produza. As idéias mudam, assim como mudam as sensações, as emoções, as perspectivas, os interesses, as lembranças... Mudam os modos de relação que os homens mantêm com as coisas, com os outros, consigo mesmo. (1996, p. 17)

Nadir: Isadora, você falou que a música não faz parte de sua vida. Por que você acha que ela não faz parte da sua vida?

Isadora: Não!... (...) Eu ouço música!

Nadir: Você ouve?

Isadora: Lógico!

Nadir: O que você ouve?

Isadora: Várias músicas e tipos. Várias! Coloco clássica...

Nadir: Você gosta de música clássica?

Isadora: É! Mas não ouço muito, não! Não gosto muito clássica, não.

Nadir: O que você gosta?

Isadora: Rock!

Nadir: Rock? E de música clássica, tem algum compositor de quem você gosta?

Isadora: Como?

Nadir: Tem algum compositor de quem você gosta mais?

Isadora: Ah, não sei! Não lembro!... Sabe mã? (dirigindo-se à mãe) Não sei nome. Não sei.

MÚSICA NA VIDA DE DUAS JOVENS SURDAS

Nadir: E quais, Isadora? Quais os cantores ou cantoras brasileiros de que você gosta?

Isadora: Cantores? Cantoras? Num sei! Principalmente... Caetano Veloso, outro... como é o nome? Gil? Gilberto?

Mãe: Gilberto Gil?

Isadora: Gilberto Gil! Roberto Carlos, odeio ele.

Nadir: Odeia Roberto Carlos?

Isadora: Muito sem graça!

Nadir: Por quê?

Isadora: Muito sem graça!

Nadir: Muito sem graça!

Isadora: Parece velho! Quando ele era jovem. Quando eu assistia ele... Mas agora eu vejo ele: Credo! Você tá muito cabelo! A voz dele! Eu não gostei.

Nadir: Não?

Isadora: E, que mais que eu gosto? Ah! Eu adóro Daniela Mércury!

Nadir: Ah, Daniela Mércury você adora?

Isadora: Ela canta muito bem.

Nadir: Que outras cantoras você adora?

Isadora: Sabe "Casa Negra"?

Nadir: Não conheço.

Isadora: Não? Que a minha tia, a irmã do meu pai canta com eles.

Nadir: Ah, é? Como é que chama?

Isadora: Raça Negra!

Nadir: Raça Negra! Eu não conheço! Já...

Isadora: Eu assistia o show deles. Eu assisti. Só uma vez, só!

Nadir: Que tipo de música eles cantam?

Mãe: Pagode.

Isadora: Quê?

Mãe: Não é pagode? Essa musiquinha...

Isadora: Não! É! Parece que sim!

Mãe: Seis crioulos!

Isadora: Quê?

Mãe: Seis crioulos negros.

Isadora: Tem mais alguns que eu adoro. (...) Ah! Crescendo Livremente – Americano. Pavarotti!

Nadir: Pavarotti você gosta?

Isadora: Canta muito bem!

Mãe (mostrando espanto): Você gosta?

Isadora: Canta muito bem! Algumas músicas. Francesa.

Mãe: Italiano.

Isadora: Francês.

Nadir: Francês? O Pavarotti canta em italiano!

Isadora: Ah, italiano? A mim, eu achei, pensei assim: Se meu pai tivesse em São Paulo do Pavarotti pra cantar com ele. (risos)

Isadora: Ah, a nova cantora apareceu que se chama Abreu. Sobrenome dela é Abreu. Cantando muito. Cantando a propaganda. (...) Brava...

Mãe: Brava?

Isadora: Brava!

Mãe: O que que tem isso?

Isadora: "Chervecha"! (cerveja)

Mãe: Ah, Brahma? Cláudia Abreu?

Isadora: É! Você não conhece? Essa cantora?

Mãe: É que tem muitos cantores novos que a gente não conhece.

Isadora: A Cláudia Abreu é muito sem graça! Eu acho que ela canta bem. Só queria aparecer na televisão pra ficar famosa. Eu acho! Tem gente que faz isso. Num gosto.

O depoimento de Isadora revela que suas preferências são marcadas por um senso crítico e por um gosto musical bem definido. Tem preferências por vozes, assim como critica cantores que fazem muita encenação. Parece que para ela seria uma exibição exagerada, que visa à fama. O pai é seu ídolo, e juntá-lo a Pavarotti em São Paulo pode ser um sonho de uma adolescente que desejaria ver dois grandes homens cantando juntos: o pai e o famoso cantor de ópera.

MÚSICA NA VIDA DE DUAS JOVENS SURDAS

Sobre a produção musical de Isadora durante a entrevista

Cabem agora algumas considerações sobre duas manifestações de Isadora: uma constituída de um canto e a outra, uma demonstração de dança flamenca com castanholas e sapateado. Comecemos pelo canto. Isadora, atendendo ao meu pedido para que cantasse alguma música, decide-se a cantar "Sabão crá crá" dos Mamonas Assassinas. Pega a letra que acompanha o CD e passa então a cantar.

Seu canto se apresenta por um compasso binário composto, com ritmo bem definido. As frases musicais são claras e vão ascendendo gradualmente até terminar num intervalo de quarta aumentada ascendente. Essa finalização deixa uma tensão não resolvida, que Willems define como um intervalo, cuja impressão auditiva pode passar o sentido de desdém, do ponto de vista afetivo, e pretensão do ponto de vista mental. O canto de Isadora vai sendo definido por intervalos de segundas maiores e menores, sendo estes últimos os de maior prevalência. Utiliza-se, ainda, de intervalos de terça maior e menor e quarta justa. Portanto, seu canto permanece dentro dessa gama de quarta aumentada, em que a exploração do intervalo de segunda menor é o mais constante. Esse intervalo é tido, segundo Willems, como o intervalo do medo e da timidez. De fato, Isadora não se arrisca a grandes saltos, e apenas esporadicamente ousa uma terça maior ou menor e uma quarta justa. Esses intervalos são entendidos, respectivamente, como: terça maior – alegria e esperança; terça menor – tristeza e queixa; quarta justa – firmeza e afirmação. Vê-se assim uma melodia simples, singela, como as das canções infantis, de cantos folclóricos, ou de cantos indígenas. O ritmo constante organiza sua produção, deixando ver, ao lado da produção melódica, uma expressão de musicalidade peculiar que deve ser considerada no que tem de genuíno.

133

Sabão Crá - Crá

Isadora

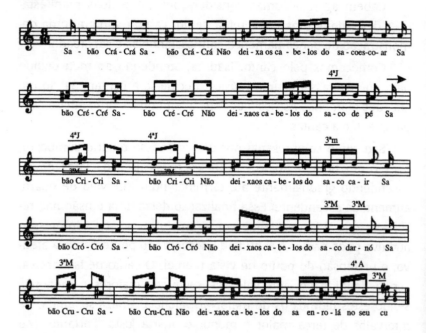

Isadora fez demonstração de dança flamenca, tocando castanholas, sapateando e realizando passos típicos dessa dança. Apresentou uma coordenação motora e sintonia rítmica surpreendentes, indo num "crescendo" e "acelerando" típicos da música flamenca. Ora tocou castanholas, ora dançou batendo palmas, sapateando num ritmo marcante e cheio de vida. Isadora dançou e tocou com grande entusiasmo, demonstrando o prazer por sua realização. Esse desempenho mostra como ela tem uma musicalidade e possibilidades para expressá-la. No entanto é uma das práticas que não levou avante, como grande parte das demais. E seus pais lamentam que ela não tenha dado continuidade. Assim fala seu pai:

Pai: É uma pena ela ter parado porque... é sempre um desafio. Imagina, música flamenca, com esse ritmo todo quebrado! E gira, e bate e não sei o quê. Um troço encrencado pra chuchu. Mas... ela é meio preguiçosinha!

Esses fatos mostram que Isadora tem uma musicalidade e que bem pode expressá-la. Contudo, não se vê como capaz. Sua autocrítica severa a impede de se arriscar e acreditar nas suas possibilidades. A representação que tem de si como um ser musical é a de incompetente. Sempre prevalece a imagem do grande músico, modelado pela imagem do pai e de músicos em geral, o que a inibe e impede de se lançar em suas possibilidades. Também fica o peso de práticas musicais como meios para desenvolver uma boa fala. A música assume a conotação de mais uma tarefa entediante.

Os pais, pela própria formação, pelo nível de exigência e pela representação que têm de um surdo, não pareciam acreditar nas possibilidades musicais da filha, como algo que poderia proporcionar-lhe prazer e realização pessoal. Viam nela apenas um instrumento de trabalho. E ficavam envolvidos pela idéia de que nesse campo tudo é muito difícil para a garota. Afinal ela tem uma limitação auditiva, e, embora tudo se faça para que atinja um desempenho similar ao do ouvinte, o desafio lhes parece maior que suas possibilidades. E mesmo quando esta filha apresenta seus resultados, tudo parece surpreendente e inacreditável.

(...) o estigma envolve não tanto um conjunto de indivíduos concretos que podem ser divididos em duas pilhas, a de estigmatizados e a de normais, quanto um processo social de dois papéis no qual cada indivíduo participa de ambos, pelo menos em algumas conexões e em algumas fases da vida. O normal e o estigmatizado não são

A MUSICALIDADE DO SURDO

pessoas, e sim perspectivas que são geradas em situações sociais durante os contatos mistos, em virtude de normas não cumpridas que provavelmente atuam sobre o encontro. Os atributos duradouros de um indivíduo em particular podem convertê-lo em alguém que é escalado para representar determinado tipo de papel; ele pode ter de desempenhar o papel de estigmatizado em quase todas as suas situações sociais, tornando natural a referência a ele, como uma pessoa estigmatizada cuja situação de vida o coloca em oposição aos normais. Entretanto, os seus atributos estigmatizadores específicos não determinam a natureza dos dois papéis, o normal e o estigmatizado, mas simplesmente a freqüência com que ele desempenha cada um deles. E já que aquilo que está envolvido são os papéis em interação e não os indivíduos concretos, não deveria causar surpresa o fato de que, em muitos casos, aquele que é estigmatizado em determinado aspecto exibe todos os preconceitos normais contra os que são estigmatizados em outro aspecto. (Goffman, 1988, p. 148-9)

Fabiana: cenário

Quase no fim de uma curta e estreita rua de um bairro da zona sul de São Paulo, encontrava-se uma pequena e singela casa térrea, protegida por altos muros e um portão fechado de ferro. Eram 19 horas de uma sexta-feira. O calor ameno da primavera fazia da noite um momento agradável.

Três personagens entraram em cena. Maria, a mãe, uma simpática mulher de 49 anos, baixa estatura, alegre e falante. Fabiana, a filha surda, uma bela jovem de 19 anos, alta, magra, morena, com longos cabelos castanho-escuros, escorridos sobre os ombros. Mostrava-se emocionada e feliz, por estar reencontrando a pesquisadora, terceira personagem dessa cena. Fabiana, quando contava quatro anos de idade, participara da pesquisa "A criança

136

MÚSICA NA VIDA DE DUAS JOVENS SURDAS

deficiente auditiva e suas reações à música". Nunca se esqueceu dessa experiência e sempre que, ocasionalmente, encontrava a pesquisadora pelos corredores de sua escola mostrava-se efusiva, relembrando os bons momentos que tinham vivido juntas. Felizes com esse reencontro, mãe e filha estavam dispostas a oferecer à pesquisadora seus depoimentos que possibilitariam a esta recuperar a representação que familiares e o próprio surdo fazem deste sujeito como ser musical.

O quarto personagem, esperado para compor a cena, estava para chegar. É José, o pai. Deveria estar voltando do trabalho e às voltas com o trânsito paulistano de final de semana.

Entrando na sala, avistava-se, ao lado esquerdo da porta, um grande e alto oratório, de madeira nobre, ocupando um bom espaço da sala. Dois sofás, dispostos em "L", compunham a cena. Um posicionava-se lateralmente a esse oratório e o outro ficava de frente para ele. Na outra parede havia um módulo com um aparelho de TV e um aparelho de som. Uma mesinha de centro finalizava o ambiente.

As três mulheres se instalaram nos sofás. Mãe e filha sentaram-se lado a lado. A pesquisadora sentou-se no outro sofá, próxima de Fabiana. Lentamente, a trama começou a se desenrolar. Ali estavam as três reunidas para percorrer o cotidiano dessa família, na busca do sentido, das possibilidades musicais e da representação que se tem do sujeito surdo como ser musical. A pronta aquiescência para participar desta pesquisa mostrou uma disponibilidade e um desejo de cooperar muito grandes. A alegria que marcou o início do encontro-reencontro percorreu toda a entrevista.

A mãe revelou-se empenhada em apresentar o personagem-filha como alguém admirável pelos seus atributos, valorizando o seu sucesso e a superação das dificuldades, decorrentes da sua condição de surda. Falar bem e poder cantar, seguindo a letra

137

A MUSICALIDADE DO SURDO

das músicas pelo encarte dos CDs, eram os sinais importantes para definir uma representação desejável do "eu". Houve um grande empenho em mostrar esta filha nas suas possibilidades de ser cantante-falante. O canto, como manifestação musical, vem atrelado à linguagem oral. Não se vislumbra, aqui, a concepção de canto como uma manifestação musical vocal, em que as palavras podem ser dispensadas. O papel de cantante é posto em evidência pela mãe, que deseja revelar a musicalidade e a oralidade da filha. Espera que esta assuma e represente esse papel.

Segundo Goffman, o indivíduo, ao representar-se para os outros, vive dois papéis fundamentais: como "ator", vive como *um atormentado fabricante de impressões envolvido na tarefa demasiado humana de encenar uma representação*. Como "personagem", mostra-se como *figura admirável, cujo espírito, força e outras excelentes qualidades* a representação deve evocar (1995, p. 230-1).

É próprio da condição humana apresentar-se diante do outro na sua melhor possibilidade. A imagem que o outro fará de quem se apresenta estará marcada por sinais que contêm os valores desejados e reconhecidos pela sociedade. A representação idealizada, portanto, deve evidenciar esses valores.

Os pais sentem-se orgulhosos quando podem exibir os belos atributos de seus filhos, de modo que a imagem que se tenha deles corresponda à representação idealizada.

Um trecho da entrevista ilustra este desejo materno de trazer para a cena e valorizar o papel de cantante da filha:

Fabiana: A música, por exemplo, o nome da música. Vai cantando! Quando o rádio está ligado. Eu ouço (...) Vai cantando pra ouvir. Por exemplo: "Paixão". Vai cantando, a música vai continuando. Eu vê, vai cantando a mesma coisa pra ouvir (...) O papel, a música. Às vezes vai cantando para ouvir, vai copiando. Entendeu?

138

Nadir: Entendi.

Mãe: Acho interessante porque ela tá vendo a música e ela tá lendo. Acho bastante interessante isso daí. Estava comentando com ele um dia desses. Que ela tá lá. Ela põe o CD e aí ela já começa... Acho que é importante isso! Não é, Nadir?

Preferências musicais de Fabiana: ela fala e é falada

O pai chegou do trabalho e entrou em cena logo no começo da entrevista. Cumprimentou efusivamente a pesquisadora, demonstrando cordialidade e alegria diante do encontro. Junto com a mãe, foi falando sobre os interesses musicais de Fabiana. Os dois mostravam-se orgulhosos. Pai, mãe e filha disputavam o turno, cada um querendo falar·das possibilidades musicais de Fabiana. Na ânsia de falarem, se atropelavam, falavam ao mesmo tempo. Eles expressavam muita clareza sobre os interesses musicais da filha: gênero musical, cantores... E os três foram unânimes sobre a "paixão" que Fabiana curte pela música. Vejamos como eles se expressaram:

Fabiana: Eu gosto de músicas mais lentas!

Mãe: É uma dona-de-casa igual à mãe! Aí põe o som. Minha filha! Tem vez que tô lá no quintal: "Abaixa!" Adora!

Fabiana: Adoro! Adoro!

Mãe: Todo dia! É uma paixão! Adora!

Nadir: O que você gosta de ouvir?

Fabiana: O que eu gosto mais?

Pai: Sertaneja!

Mãe: Não! Acho que não dá nem pra... Colocou um som alto!... Ah!

Pai: Ela curtia Julio Iglesia. Curtia muito aí Armando Batista que o som é assim mais balanceado; é lambada! Essa coisa é com ela mesma!

139

Nadir: Lambada, você gosta?
Fabiana: Adoro!... Pagode!
Pai: Pagode, lambada!
Fabiana: Leandro e Leonardo!

Mais adiante eles continuam:

Mãe: Como chama aquela fita que a Aline te emprestou? Que você
põe alto? Que você adora!
Pai: Funk. Ela é funk!
Fabiana: É! (risos)
Nadir: Você gosta? (rindo)
Fabiana: Adoro! Oh! Demais!...
Mãe: Tem que deixar! Ela está fazendo o serviço da casa, tá com o
som ligado! Lavando a louça pra mim, com o som ligado. Não é
sempre muito alto! É uma coisa assim bem... Entende?... Ela adora!
Ela curte, mesmo. Uma coisa dela! Eu não sei o que passa, mas ela
tem... Tudo que tem que fazer é com som ligado!
Fabiana: Eu gosto mais da música do Leonardo porque o pagode, ele
é muito rápido. (...) Eu não ouço. O Leonardo é mais lento. Aí ouço.
Mas o pagode, ele é muito rápido. Eu só ouço. Mas cantá não dá
mesmo. Eu só ouço.

Fabiana mostrou o seu maior interesse pelas músicas de
Leandro e Leonardo porque são mais lentas. Assim fica mais fácil
de acompanhar o canto. E ela gostava de cantar. Isso lhe dava prazer. Já o pagode, por ser mais rápido, é mais difícil de entender a
letra e acompanhar cantando. Mas isto não impedia que gostasse
desse gênero musical.

Cantar enquanto se executam tarefas rotineiras, repetitivas,
motoras, que não exigem uma participação intelectual importante
é um hábito comum entre as pessoas. Donas-de-casa, freqüente-

MÚSICA NA VIDA DE DUAS JOVENS SURDAS

mente, são flagradas cantando enquanto executam suas tarefas domésticas. Fabiana é um exemplo disso.

Em outro momento a mãe reafirma:

Mãe: Mas ela gosta muito de música, viu, Nadir? Ela fica em casa. Tá com esse som direto ligado. Adora! (...) Isso é paixão dela desde pequena. Mas a música pra ela... Mesmo no carro, quando tá no carro, o pai tá com o rádio ligado, ela sempre tá ali junto com a gente! Manda aumentar. Você entende? Ela nunca foi assim... devido ao problema dela ela foi afastada assim da música. Nunca me lembro. Sempre ela gostou!
Nadir: Ela procura música?
Mãe: Procura! Falei pra você: todo santo dia! É sagrado! Ela põe aí a... liga o rádio, entende? E outra coisa! É noveleira também! Entende tudo, viu, as novelas! Fala as novelas pra ela. Eu saio, quando eu chego, ela assiste às novelas dela das seis e das sete, e me conta tintim por tintim. Tô falando que você entende de todas as novelas! (remetendo-se a Fabiana).
Fabiana: Novela, eu entendo tudo! A pessoa fala rápido.

A música tem sido uma "paixão" para Fabiana desde quando era pequena. E ela nunca foi privada desse prazer. A representação que os pais e Fabiana têm dela como ser musical traz essa marca: ela é apaixonadamente musical. Apropriou-se da música no seu cotidiano, fazendo dela uma companheira incontestável. Fazendo o que todo jovem faz nessa idade: curtir a música.

Mais adiante, falando sobre ouvir a música em volume alto:

Nadir: Então, quando você está com aparelho, a música, você escuta bem?
Fabiana: Ouço, eu adoro! Sempre eu aumento! Mamãe fala: "Apaga essa música!". "Não, as pessoas escutam na rua!" (...) (risos).

141

A MUSICALIDADE DO SURDO

Fabiana: Ah, meu! Bem mais alto, eu ouço! Música bem baixinho...
Nadir: Mas você prefere música com cantor?
Fabiana: É! Prefiro, normal! Bem baixinho, não ouço. Não dá pra ouvir.
Pai: Ó, ela perguntou se você prefere música com cantor ou só orquestra!
Fabiana: Orquestra, cantor, tudo! Eu gosto!
Nadir: Mas você gosta mais com cantor?
Fabiana: Cantor? Eu gosto.
Pai: Por causa da letra!
Fabiana: Vai muito rápido. Vai cantando rápido, sabe? A música lenta, só Leandro, Leonardo, João e Paulo eu ouço. É gostoso! Lenta! O rock! (...)

Falando sobre o fato de Fabiana comprar os seus CDs:

Mãe: O dia que ela tá toda assim! Toda! Toda! Eu deixo, sabe! Não põe aquele som muito alto também, não. Aquele normal! Entende? Mexe isso aí com uma facilidade danada. Não tem erro! Não tem grilo! Entende? Não tem mesmo! Mexe! E vai no Mappin! Ela gosta de comprar o CD dela! Ih! Adora! Adora! Então!... Acho que é importante, né? Mesmo que não ouviu! Pelo menos, né, Nadir!... entra a noção do... entende? Como é que a gente vai explicar? Sobre a música!

Falando mais a respeito da música em sua vida:

Nadir: Tem mais alguma coisa que você gostaria de contar para mim sobre a música na sua vida?
Fabiana: Sobre a música na minha vida?
·Mãe: Perguntando o que você... na música... qué contá mais alguma coisa!... que cê gosta!... Conta pra ela que você vai no Mappin... que você gosta de comprá CD... Adora dá CD pra fazer presente amiga...

142

MÚSICA NA VIDA DE DUAS JOVENS SURDAS

Fabiana: Eu gosto mais sertanejo.

Nadir: Hã!... hã!...

Fabiana: Sertanejo! Eu gosto mais! Eu adoro!

Mãe: Por isso que eu falei pra você! Eu num sei, num foi uma coisa que...

Fabiana: Eu compro aqui CD! Eu passo a fita. Adoro! Tá bom! O meu irmão tem um monte de fita. Então...

Nadir: Você compra o CD e passa pra fita?

Fabiana: Passa a fita? Não! CD normal!

O fato de Fabiana comprar os próprios CDs mostrava seu real interesse pela música. Essa é uma prática comum na adolescência. O jovem vai atrás daquilo com que se identifica e a busca da música nessa fase é uma constante.

Dar CD de presente aos amigos também era sinalizador da importância da música para Fabiana. Em geral as pessoas presenteiam seus amigos com o que lhes agrada. Seria inusitado presentear uma pessoa querida com algo que não fosse do próprio agrado de quem dá, a não ser que a pessoa não lhe seja significativa.

Mãe: Sabe o que eu falei pra ela? As tuas amiga faz aniversário, elas pedem CD. Aí você vai lá na loja; você compra; dá de presente!... Vai... Compra... Dá...

Fabiana: Compro... Dô presente... Minha amiga adora! Essa fita com CD!

Mãe: E é onde que ela tem aquela vibração com esses CD!

Esses pronunciamentos mostram que pais e filha vêem a música como uma possibilidade para o surdo e uma forma de lhe propiciar muito prazer. Todas as falas são sempre marcadas por expressões como "adoro", "é uma paixão", "gosto muito", "é sa-

143

grado". Tais depoimentos apontam para uma representação do surdo, como ser musical, que independe do fato de ele não ouvir. Essa é uma possibilidade de qualquer ser humano e esta jovem é vista e valorizada na sua musicalidade. Em alguns momentos a mãe coloca que a surdez não é impedimento para ela curtir a música. A surdez nunca foi vista como um fato que deveria levar Fabiana ao afastamento da música. Pelo contrário, esta sempre fez parte de sua vida, desde pequena.

Também não importa como ou o que ela esteja ou não ouvindo. Para a mãe é evidente que a música traz alegria e dá prazer a Fabiana. Isso é o que importa. No papel de mãe o que emerge é o desejo de a filha viver a felicidade. E a música pode propiciar este estado. Portanto, a representação da música como fonte de prazer e a representação do surdo como um ser musical, em que a perda auditiva não é impeditiva para que o sujeito se beneficie dela, são fatores fundamentais intervenientes na vida desta família.

A representação que esses pais têm de sua filha como ser musical pode estar marcada pelas experiências vividas lá nos seus primeiros anos de vida. Lembremos que Fabiana participou da pesquisa sobre "As reações da criança surda à música" quando tinha quatro anos. Posteriormente, esta pesquisa foi publicada. Fabiana e a mãe relatam que adquiriram, leram e releram o livro, conservando-o como algo precioso. Fabiana guarda-o com cuidado para mostrar aos seus filhos no futuro. A mãe aponta aquela experiência como o primeiro passo para a música. Veja-se o que dizem as duas:

> Mãe: Fala pra ela que você leu o livro muito interessante! O livro muito bonito que fala do teus amigo! Fala da Luciana! Fala de todos amigo no livro!
> Fabiana: Ah é!
> Mãe: Teus amigo!
> Fabiana: A Luciana! Eu li três ano atrás! Eu li tudo!

MÚSICA NA VIDA DE DUAS JOVENS SURDAS

Nadir: Leu tudo?

Fabiana: É! Três ano atrás!

Nadir: E o que você achou?

Fabiana: O que eu achei? Foi muito bom! A festa! A festa junina, lembra? Eu cantava, eu pulava! (...) tinha monte de brinquedo como violão, piano!

Mãe: Ela tá perguntando o que você gostou mais do livro, hein? Um livro interessante, que falou de vocês, a vida de vocês de pequenininho, sobre a música!

Fabiana: Foi muito bom! Muito bom! Quando aprendi falá, aprendi muitas coisas... Tudo isso foi muito bom! Você fez tudo isso pra mim!

Mãe: Com o trabalho dela, da Nadir, que você veio descobrir, o... como que se fala, o som da música; o que é a música. E esse livro é muito rico e você tem esse livro guardado até hoje!

Fabiana: Até hoje!

Mãe: Fala pra ela o que você falou: que você vai guardá pra mostrá pro seus filho!

Fabiana: (...) Vou casá, vou mostrá pro meus filho, pra ele vê! Pra entendê! Quando eu casá, o meu filho vai tá ouvido!...

Em outro momento da entrevista, após Fabiana relatar suas lembranças das vivências musicais na infância, a mãe disse:

Foi marcante! Foi! Eu falei que foi o primeiro passo para a música, não é, Nadir? Até eu tava lendo um dia destes o seu livro. Ela gostava muito daquele cantor protestante, o Nelson Ned. Ele era pequenininho. Até está nesse livro que você escreveu. Então, quando ele começava a cantar, uma que ela gostava porque ele era pequenininho e eu punha bem alto e ela vibrava com ele. Ela sempre gostou. Então está nesse livro aí que você escreveu. Achei um barato! Você colocou nesse livro.

145

A MUSICALIDADE DO SURDO

Esta mãe, ao se referir à aquisição e à leitura do livro que fala das reações e experiências musicais de sua filha na infância,[1] mostra que se apropriou do conhecimento científico produzido, transformando-o e integrando-o à sua realidade no cotidiano. Os resultados daquela pesquisa parecem ter influenciado a família e a própria Fabiana, no sentido do reconhecimento de que a expressão da musicalidade é possível ao surdo. Pode-se dizer, então, que o conhecimento científico produzido, com essa pesquisa, teve influência na representação social de "ser musical" surgida nessa família.

Moscovici, ao propor sua teoria das representações sociais, debruça-se sobre como os conceitos racionais científicos transformam-se em senso comum e são incorporados ao dia-a-dia, sendo reconhecidos socialmente, e criando uma realidade social.

Pereira de Sá, ao apresentar o estado atual da teoria das representações sociais, refere-se ao que Moscovici fala sobre os distintos universos de pensamento enquanto formas de conhecimento produzido numa sociedade: *os universos consensuais e os universos reificados. É nestes últimos que se produzem e circulam as ciências e o pensamento erudito em geral, com sua objetividade, seu rigor lógico e metodológico, sua teorização abstrata, sua compartimentalização em especialidades e sua estratificação hierárquica. Aos universos consensuais correspondem as atividades intelectuais da interação social cotidiana pelas quais são produzidas as representações sociais. As "teorias" do senso comum que são aí elaboradas não conhecem limites especializados, obedecem a uma outra lógica, já chamada de "lógica natural", utilizam mecanismos diferentes de "verificação" e se mostram menos sensíveis aos requisitos de objetividade do que a sentimentos compartilhados de verossimilhança ou*

---

1. Haguiara-Cervellini, Nadir. *A criança deficiente auditiva e suas reações à música.* São Paulo: Ed. Moraes, 1986.

146

MÚSICA NA VIDA DE DUAS JOVENS SURDAS

plausibilidade (1995, p. 28-9). Freqüentemente, a construção dessas representações sociais se dá a partir de material proveniente dos universos reificados. Assim, os indivíduos se apropriam dos conhecimentos gerados pela ciência, passando a incorporá-los ao seu cotidiano.

Voltando à família de Fabiana, pode-se dizer que, mobilizados pelos resultados da pesquisa já mencionada, e pautados nos conhecimentos produzidos e publicados a seu respeito, essa família se apropriou desse conhecimento, criando uma representação do surdo como portador de possibilidades musicais. Superam, assim, uma visão restritiva, pautada na "falta" que, em geral, permeia a representação que se tem de surdo diante da música.

As representações são fundamentalmente dinâmicas, como afirma Spink, determinadas tanto ao longo da história como no "aqui-e-agora", com a função de orientar os indivíduos no seu modo de ser social. Essas representações constituem conhecimentos sociais que servem ao indivíduo, para situá-lo no mundo e definir sua identidade social, ou seja, seu modo de ser na sociedade.

Os pais, ao gerarem seus filhos, desenvolvem expectativas de que eles venham a ser a continuidade de suas existências. Criam fantasias, sonhos, projetos, alimentam desejos. Têm um legado, uma herança, que desejam passar aos filhos. Essa herança é constituída de diversos aspectos, como valores culturais, morais, religiosos, materiais, projetos de vida, entre outros. Nessa família, nota-se o orgulho do pai ao perceber sua filha como sua herdeira. Ela manifesta gostos musicais similares aos dos pais. Vejamos o que ele fala, sorrindo, e com uma expressão de felicidade nos lábios, após as declarações de Fabiana:

Fabiana: Sabe aquela música, valsa?
Nadir: Valsa?

A MUSICALIDADE DO SURDO

Fabiana: (...)

Nadir: Você adora valsa?

Mãe: Gosta de tudo, não é, filha? Ela gosta muito de música. Isso é uma coisa que ela põe mesmo! Às vezes eu fico um pouco irritada!

Pai: Tá puxando pra nós, né? Gosta de valsa, uma coisa mais antiga! (risos)

O mesmo pode-se notar na fala da mãe que se vê espelhada na filha, no seu papel de dona-de-casa. Realizar os trabalhos domésticos, ouvindo música, cantando, eram práticas comuns às duas.

Ao assumir o papel de dona-de-casa, fazendo os afazeres domésticos, Fabiana estaria apreendendo esse papel, segundo o modelo materno. A situação está dada: louça para lavar, casa para limpar. A cultura determina o que se espera desse *papel*. O seu desempenho é pautado numa percepção que se tem dele, a partir dos modelos já existentes, e pela representação resultante, em que o "eu" se expressa. Cantar e ouvir música acompanha essas ações no cotidiano da casa. Parece haver a crença de que o gosto pela música pode ser uma herança que legaram à filha, pelo modelo que passam. A família busca a sua continuidade na sua prole. É preciso garantir a continuidade de uma história, de costumes, de gostos e valores. É uma forma de perpetuar-se.

As preferências musicais de Fabiana são claras, tanto para ela quanto para seus pais. A música sertaneja e as músicas lentas constituem o repertório musical de maior interesse para Fabiana. Mas o pagode, a lambada e o rock também fazem parte desse repertório, embora se possa dizer que estejam num segundo plano. Dirigindo o olhar para as preferências musicais da família, veremos os pontos de convergência desses interesses, o que, mais uma vez, vem de encontro ao postulado sobre as heranças familiares, como já exposto. A cultura musical da família está impregnada em todos os seus membros.

148

MÚSICA NA VIDA DE DUAS JOVENS SURDAS

SOBRE AS PREFERÊNCIAS MUSICAIS DOS PAIS

O *lócus*, lugar preexistente onde um sujeito nasce, constitui o berço do seu se fazer enquanto indivíduo. É onde este sujeito iniciará o desenvolvimento de sua aprendizagem afetiva, social e cognitiva. É a *matriz de identidade*, ou a *placenta social* que envolve a criança e possibilita o estabelecimento da comunicação dela com o meio social ao seu redor: pessoas com quem tem uma maior proximidade afetiva. Ao conjunto de pessoas com as quais o sujeito vai compondo sua rede vincular, como já vimos, denomina-se *átomo social*. Este, segundo Moreno, é a menor estrutura social onde o sujeito estabelece suas relações afetivas interpessoais, constituindo o seu mundo afetivo no qual ocorrerão suas vivências e aprendizagens socioculturais.

Essas considerações sobre matriz de identidade e átomo social servem como suporte para poder compreender a questão das preferências musicais de Fabiana e de sua família. Como se verá a seguir, o gosto e a preferência musical do núcleo familiar estão marcados por um aspecto cultural peculiar: há um grande envolvimento de todos com a música sertaneja. Os pais são originários de Mococa, no interior paulista, celeiro da música sertaneja. Portanto, trazem na sua bagagem cultural as heranças de sua terra. Esta se faz presente no repertório de todos os elementos da família. A apreciação musical de um indivíduo se desenvolve a partir de suas vivências. E a família é o lugar onde essas aprendizagens têm início.

A preferência familiar por música sertaneja também pode ser entendida, não só como um aspecto cultural dessa família, mas como produto de um movimento cultural mais amplo. No final do século e do milênio vivia-se o *boom* da música sertaneja, tendo o rádio e a televisão como grandes veículos divulgadores desse tipo

A MUSICALIDADE DO SURDO

de música. As festas de rodeio eram a coqueluche do momento. E as próprias novelas, grande filão televisivo, exploravam essa cultura sertaneja. E, como já se pôde ver pela fala da mãe, Fabiana era uma grande "noveleira". Vejamos, então, os depoimentos que evidenciam a influência cultural familiar e social sobre as preferências musicais de Fabiana. O pai fala de sua preferência por música sertaneja e por músicas que promovam "higiene mental":

Nadir: E vocês aqui em casa, todos curtem música?
Pai: Ah, eu adoro! Eu quase não tenho tempo. Mas quando estou em casa, eu tô com o som ligado também. Fazendo uma coisa, eu ligo do carro. Mas música é gostoso, não é?
Nadir: Qual é a sua preferência?
Pai: Ah, eu sou muito ligado à música sertaneja! Eu sou muito ligado a, como é que se diz aí? (...) Leandro e Leonardo, Zé Camargo, Luciano, Chitãozinho e Xororó! Sertaneja em geral! Agora, esse pagode! Só alguma de pagode porque só sai besteira no pagode. Mas os outros é (...) é uma higiene mental! Então aquela que você faz higiene mental, parece que você só se liga nela. Mas essas que você não faz higiene mental, cai fora, porque ói, você vê, é só porcaria, só bobagem! Então, eu não curto.
Nadir: Você toca alguma coisa?
Pai: Não! Eu tocava junto com meu pai. Tocava em bar, tocava acordeão. Mas depois saí fora. Não mexi mais. Mas gosto! Assim, ainda mexo um pouquinho em órgão, alguma coisa, em teclado!
Nadir: Você toca em casa?
Pai: Não! Não tenho aparelho mais. Quando vou à casa de amigos que têm, eu mexo! Entendeu? Sempre largo uma musiquinha!
Nadir: Você sabe tocar?
Pai: É! Sei! Mas é mais de ouvido!

150

MÚSICA NA VIDA DE DUAS JOVENS SURDAS

Para esse pai, a música é concebida como um meio de fazer higiene mental. Serve para limpar a mente. Assim, o pagode é visto por ele como uma música de qualidade questionável, pela sua irreverência e pelas "bobagens" que transmite, não fazendo parte de seu repertório.

Fazer música também é uma possibilidade desse pai, assim como do avô. Já tocou acordeão em outros tempos e agora não o faz mais, por falta de tempo. Seu fazer música é um fazer espontâneo. Sempre tocou "de ouvido", sem ter desenvolvido um conhecimento formal de música. Vê-se que a musicalidade é algo que se manifesta, nessa família, pelas gerações.

Continuando a lançar o olhar sobre as preferências musicais da família, mais uma vez constataremos a confluência de interesses afins. O desenvolvimento do gosto pela música é visto como fruto de uma influência e aprendizagem familiares. Isso se faz presente na fala da mãe. Ela fala de suas preferências:

Nadir: E você, Maria? Como é que você vê a música na sua vida e na vida dela?
Mãe: Ah! Eu não tenho assim... é normal pra mim! Que eu adoro!
Eu curto música. Eu adoro! Acho que é por isso que ela gosta também. Entende? O pai adora! Aqui todo mundo! Desde pequenininha!
Sempre o som alto. Não tem aquele negócio de ficar o rádio baixinho. Assim! Adoro! E... como eu falei pra você, ela puxou pra mim.
Ela tá cuidando assim de tudo, ela tá com a música dela ligada, como eu! Adora!
Nadir: Você também é assim?
Mãe: Adoro! Adoro! Adoro! Gosto muito mesmo! O pai também gosta! O irmão também! Então ela foi crescendo (...) junto com a gente.
Ela aprendeu a gostar também. De entender, o que é a música, né?
Ela gosta muito mesmo. Ela adora!
Nadir: Todo mundo curte a música.
Mãe: Ah! Todo mundo! Todo mundo! Principalmente ele! Nossa!

151

A MUSICALIDADE DO SURDO

Pai: Ah, música é muito bom!
Mãe: E não tem preferência, não, viu? Qualquer coisa!
Pai: (...)
Mãe: Já é lucro! (risos)
Nadir: Sendo música!...
Mãe: É lógico! Porque hoje tá tudo misturado, não é, Nadir?
Nadir: É verdade!
Mãe: É sertaneja! Você vê como que a sertaneja tá aí! Entende?
Nadir: É!
Mãe: Uma mistura do carimbó! Então o que vier, é lucro! Entende?
Nadir: E ela embarcou!
Mãe: Ih! E ela embarca! E esse disco. Esse CD que ela pôs pra você, acho que é pela vibração! Ih, ela adora!
Pai: É a vibração!

Falando mais sobre a vivência musical:

Mãe: Porque no dia que nós temos assim a orquestra, entende? Assim, é muito música, muito coral! Tudo o que vai fazer tem que decorá alguma coisa pra cantá. Então, desde pequenininha eu acho que ela já foi crescendo dentro disso também. Por isso que ela tem aquela ligação com a música! – discorrendo sobre a vivência musical no templo que freqüentam.
Fabiana: No cinema, o filme, muito alto. Eu adoro! (...) Às vezes minha amiga convida cinema. É alto-falante, alto. Tudo! Tudo bom! Música! Cinema! Novela! Tudo eu gosto! Mas tudo! Tudo!
Nadir: Você é muito musical!
(Fabiana sorri.)
Mãe: Ela gosta! É uma coisa, como eu falei pra você: desde pequena!

Evidencia-se, novamente, que a música é fonte de prazer e tem uma presença marcante na vida desta família. Para esses pais não importava como Fabiana estivesse se beneficiando dela: po-

MÚSICA NA VIDA DE DUAS JOVENS SURDAS

dia ser que ela estivesse percebendo as vibrações, ou ouvindo. O importante para eles era que ela se revelava feliz ao vivenciar a música. A representação da filha, como ser musical, mostrava a abertura para as possibilidades do ser, em oposição a uma visão limitada, restritiva, diante da surdez.

Sobre a Música no cotidiano do lar

A música tinha uma presença expressiva na vida dessa família. Ali todos não só ouviam rádio, TV, CDs, como viviam envoltos em muita musicalidade. A campainha da casa não era um simples instrumento para anunciar alguém chamando à porta. Ela tocava dez músicas diferentes, que iam mudando a cada toque. Assim, podia-se ouvir "Parabéns", "Criança feliz", entre outras.

Outra presença muito importante na vida de todos era Kiko, um pássaro preto de 13 anos, paixão da família. Kiko cantava freneticamente, quando chamado por Fabiana, ou quando ouvia José, seu pai, abrindo o portão da rua, ao chegar em casa. Todos deram seus depoimentos apaixonados sobre o canto e as proezas de Kiko, mostrando a importância desse bichinho de estimação em suas vidas.

Esses fatos mostram a presença e o lugar de destaque que a música ocupava na vida da família, e como Fabiana participava de tudo com grande envolvimento. Vejamos o que eles disseram a respeito da campainha:

Mãe: A minha campainha, ela é uma campainha que tem umas dez musiquinha. Ela tem "Parabéns". Qual é a outra?
Pai: "Parabéns", "Criança feliz". Tem um monte de coisa.
Mãe: Ela sabe o som da campainha, tudinho! As músicas da campainha! (referindo-se a-Fabiana)

153

A MUSICALIDADE DO SURDO

do pássaro preto:

Mãe: Conta do preto pra ela. Do Kiko!
Fabiana: É! Assobia.
Mãe: Fala pra ela que o Kiko canta. (Dirigindo-se a Nadir) O pássaro
preto que eu tenho. Canta que é a coisa mais linda do mundo!
Fabiana (dirigindo-se à mãe): Como que ele canta?
Pai: (imita o canto do pássaro).
Mãe: Você canta com ele no quintal!
Fabiana: Eu só falo: "Kiko! Kiko!" e ele começa a cantar.
Nadir: Ah, você chama, chama o nome dele.
Fabiana: Eu chamo ele: "Kiko!". Quando eu chamo. O Kiko dentro
de casa.
Nadir: Você chamou e ele cantou! Chama de novo.
Mãe: Nadir, mas A-DO-RA o meu marido!
Fabiana: Kiko! Kiko! Kiko!

Obs.: O pássaro preto começa a cantar no quintal, respondendo ao
chamado de Fabiana.

Mãe: Ele é uma graça.
Nadir: Que lindo!
Fabiana: Quando está em casa, o Kiko começa a ficar feliz porque
ele começa cantando, cantando! Oh! Quanto tempo ele ficou? (diri-
gindo-se à mãe)
Mãe: O Kiko, ele tem 13 anos com a gente!

Cantar era uma das formas de expressar seus estados internos. Para Fabiana, o canto do pássaro era sinal de que estava feliz.
O mesmo acontecia com ela. Quando estava feliz, vivia cantando
pela casa.

Fabiana: Uma vez ele fugiu. Quando morava na outra casa.
Mãe: No Brooklin.

154

MÚSICA NA VIDA DE DUAS JOVENS SURDAS

Fabiana: No Brooklin. Lembra que você abriu a gaiola?

Mãe: É! Foi.

Fabiana: Ela tava lavando a gaiola. Lavando. De repente ela não viu. Ele voou pro outro canto. O Kiko começou fugiu. A mamãe falou: "Cadê o Kiko? Sumiu!". Mamãe ficou desesperada. "Cadê o meu Kiko? Cadê?" Ele tava na árvore. Na árvore, lá no fundo! Bem longe! Eu falei: "Kiko, volta! Volta! Volta!". Não adiantou. Uma mulher, a vizinha, ajudou. Pegou a gaiola.

Nadir: A vizinha?

Mãe: É! Ela tinha outro pássaro preto e colocou assim em cima no sobrado. E conforme que ele cantava, de manhã, chamou! Ele voltou.

Fabiana: Pá paquerá!

(risos)

Fabiana falou da fuga do Kiko, expressando-se com muita dramaticidade. Ao reproduzir o seu chamado pelo pássaro fugitivo, fez num tom de voz apelativo e dramático. Todas as suas falas, nesse momento, apresentavam uma entonação rica, emocionada e com caráter de apelo, como se estivesse revivendo aquele evento.

Mãe: Nadir, ele é tão inteligente!

Fabiana: Muito inteligente, o passarinho!

Mãe: Ele é tão inteligente que o meu marido tá chegando, ele estaciona o carro, sem abrir o portão. Ele sabe que o meu marido tá chegando.

Fabiana: Sabe! Ele não vê. Quando abre o portão, sem fazer barulho, ele canta. Ele fica cantando quando o meu pai chega! Ele fica muito contente.

Mãe: Ela abre o portão, ele já sabe que tá chegando.

Fabiana: Ele canta mais é pro meu pai. Pouquinho! Mais é meu pai!

Mãe (dirigindo-se ao marido): Sai no quintal pra ela vê ele cantá.

Pai: Ah, mas ela vai ouvir ele cantar?

Mãe: Ela ouviu aqui!

Fabiana: Nossa! Ele canta maravilha! Ele come (...) Ele toma banho todo dia pra ficá limpinho! Ele adora. Quando a gaiola tá suja, ele toma banho.

A empolgação com que Fabiana falou do canto maravilhoso do seu pássaro de estimação mostrou como o canto é importante para ela. O Kiko era seu parceiro cantador. Ela se orgulhava dele e contava suas proezas como uma mãe, ao exibir as façanhas de seus filhos. A empolgação, o brilho nos olhos, a variação vocal mostraram uma alegria ao exibir o pássaro cantor da família.

Obs.: O pai sai para o quintal e o Kiko começa a cantar animadamente.

Fabiana: Você ouviu?

Mãe: Adora! Adora ele.

Fabiana: Quando a gaiola tá suja, tá cocô, ele não toma banho. Tava sujo! Eu lavo a gaiola. Ponho comida, água limpa. Ele toma banho, come bastante.

Nadir: Que lindo!

Mãe: E ele tem um canto bonito! Quando tá pra chover! Se você vê como ele canta! Gozado que eu ponho a secadora pra funcionar. O tanquinho. A máquina. Aquilo, pra ele é uma alegria! Minha filha, você liga uma batedeira, alguma coisa na cozinha, mas ele fica doido!

Pai: Ele não pode me vê que ele abre o bico!

Mãe: Você liga uma batedeira, alguma coisa na cozinha, mas ele fica doido!

Pai: De manhã, se eu vou falá com o Adriano, falo meio alto! Ah, ele não deixa conversar. Ele enfia no meio e não sabe se... e eu mando ele parar, ele fala mais alto. Ele é bagunceiro. É fora de série!

MÚSICA NA VIDA DE DUAS JOVENS SURDAS

Fabiana: Ó, Nadir! O Kiko tava dormindo, quando eu brigo com o meu irmão. O Adriano briga. Ele: "O que tá acontecendo?". Começa cantando. Parece: "O que tá acontendo?". Fica cantando. Nadir: "O que vocês estão fazendo? Que tão brigando?" (como se fosse o Kiko falando.) Fabiana: Quando pego o dedinho dele, na cabecinha! Ele adora! Eu mexo. Ele vai dormindo. Vai descendo! Ele adora fazê carinho na cabeça. Se bater, ele bica. Ele bica. Bravo!

O canto do pássaro de estimação, a campainha musical, a música sertaneja, o rádio ligado, trazendo a presença da música nas horas do trabalho doméstico, mostram como a música é necessária, desejada, buscada e apreciada por essa família. Para Fabiana, a música ocupa o mesmo lugar relevante que ocupa para todos os demais elementos da casa. Não se fazem discriminações. Vê-se, assim, que a representação que essa família e a própria Fabiana têm do sujeito surdo, como ser musical, é de que ele pode usufruir dela da mesma forma que qualquer outro sujeito não-surdo. Não há preconceitos, não há restrições. As possibilidades são as do ser, seja ele ouvinte ou surdo. A música é um direito de todos, e não um privilégio de ouvintes. Nessa família ela é vista como fonte de prazer, como instrumento para se fazer a higiene mental, como companheira agradável na hora da lida doméstica. Ela está presente no cotidiano de todos.

Sobre expressões da musicalidade de Fabiana

A expressão da musicalidade de um ser é marcada pelas vivências que ele foi construindo durante a sua existência. Vivendo numa sociedade, em determinada época, inserto em uma cultura, numa classe social e em certas condições socioeconômicas, ele vai assumindo papéis, vai desenvolvendo funções, criando seus átomos sociais. A herança cultural vai se difundindo e impregnando em todas as relações vinculares que vão se estabelecendo. As vivências vão deixando suas marcas na constituição do ser. Fabiana, ao falar sobre as expressões de sua musicalidade, vai trazendo à cena as vivências que marcaram a sua história. Uma das experiências marcantes para ela foi a participação no grupo de pesquisa sobre "As reações da criança deficiente auditiva à música". Embora, naquela época, contasse apenas com quatro anos de idade, lembra-se de fatos marcantes vividos, deixando ver como foram importantes para a sua constituição como ser. Vejamos o que ela disse:

> Nadir: Você falou que você sempre lembra do trabalho que a gente fez quando você era pequena. O que você lembra?
> Fabiana: O que eu lembro? Lembro o que você falou quando entrasse. Você falou: "Tira o sapato!" (risos) Por dentro do armário. Lembra o armário? Eu, Rogério, Alexandre, a Luciana, o Sérgio! Lembra? Eu tocava o piano, violão! Eu lembro! Você tava cantando, ensinando pros alunos. Eu lembro! Eu pulava! Dançava!
> Nadir: Você gostava?
> Fabiana: Eu falava: "Pá-pá-pá-pá!". Eu era pequena. Perto da cozinha!
> Nadir: É! Ficava perto da cozinha!
> Fabiana: Você colocava música bem mais alto!
> Nadir: Bem alto!
> ...
> Mãe (dirigindo-se a Fabiana): De manhã você falou pra mim que se lembra do trabalho da Nadir. Quando ela chegava, que vocês batiam os pés no assoalho. Lembra que você falou pra mamãe? Ela falou de manhã pra mim (dirigindo-se à pesquisadora). Diz que a Nadir punha as mãos assim para você ouvir a vibração.
> Fabiana: Eu tava brincando, tava uma fila, uma roda! Lembra? Você, eu, a Luciana! (...) Mas eu lembro muito. Muito legal! Nunca esqueço o passado!

158

MÚSICA NA VIDA DE DUAS JOVENS SURDAS

Esses depoimentos evidenciam a importância dessas vivências para Fabiana. De fato, naquela época, as crianças eram convidadas a retirar seus calçados, quando entravam na sala de música, de modo que pudessem vivenciar a música de forma plena, percebendo-a não somente pela via auditiva, com a utilização de seus aparelhos de amplificação sonora individuais, mas também sentindo a vibração, pela via corporal. O assoalho de tábuas da sala de música, construído a uma distância de 15 centímetros do chão, constituindo um "colchão de ar" abaixo dele, possibilitava a transmissão do som e a conseqüente percepção de suas vibrações no piso.

Outra lembrança de Fabiana refere-se a um armário da sala de música, em que as crianças guardavam seus sapatos. Esse armário tinha sido, em outros tempos, um armário de som, com divisórias para *long-plays*, espaço para toca-discos e outros equipamentos. Na parte inferior havia uma prateleira aberta, onde elas colocavam seus sapatos. E nos outros espaços, fechados com porta, guardavam-se os instrumentos musicais. As crianças descobriram um vão atrás desse armário, que consistia num fundo falso, criando um espaço como o de uma caixa acústica. Certo dia as crianças descobriram esse espaço e passaram a explorá-lo, colocando-se dentro dele. Como a caixa acústica da sala ficava presa à parede, bem em cima desse armário, o vão funcionava como outra caixa acústica, onde as crianças entravam, podendo aí vivenciar a música mais intensamente.

O *canto* era uma das expressões da musicalidade de Fabiana de grande relevância. Segundo a mãe, o seu bom humor se expressava pelo canto. Cantar e assobiar eram possibilidades que ela concretizava na sua existência. Pais e filha viam essa manifestação musical como algo que fazia parte natural de sua vida e lhe

159

A MUSICALIDADE DO SURDO

proporcionava muito prazer. A representação que faziam da filha e ela de si mesma, como ser cantante, mostrava que essa possibilidade era resgatada e vivida sem preconceitos.

O ser humano tem a seu dispor um instrumento musical natural – o aparelho fonador. Laringe, cavidades de ressonância, acionados pelo ar expiratório vindo dos pulmões, são capazes de gerar sons musicais belíssimos. Cantar, produzir música com a própria voz, é uma das experiências humanas mais gratificantes. Bem diz o ditado popular: "Quem canta, seus males espanta". O canto é uma experiência humana tão antiga quanto a própria humanidade. Em toda a história do homem, a voz surge como um instrumento de poder. Assim, a própria criação do mundo, segundo as tradições de muitos povos, é fruto de uma vontade divina, e acionada pelas vozes dos deuses. Assim começa São João no primeiro capítulo de seu evangelho: *No princípio era o Verbo e o Verbo estava em Deus e o Verbo era Deus. Ele estava no princípio em Deus. Todas as coisas foram feitas por ele, e nada do que foi feito, foi feito sem ele* (João 1,1- 4).[2] Verbo é a voz, é a palavra. E a voz é Deus, o criador de todas as coisas.

Wisnik, discorrendo sobre a presença da música nas histórias que descrevem a origem do mundo, trata-a como *o modo da presença do ser, que tem sua sede privilegiada na voz, geradora, no limite, de uma proferição analógica do símbolo, ligada ao centro, ao círculo, ao mito/rito e a encantação como modo de articulação entre a palavra e a música* (1989, p. 37). Este autor apóia-se em Marius Schneider, estudioso do papel da música na mitologia e nos ritos das civilizações não-européias, o qual diz: "*Toda vez que a gênese*

---

2. Bíblia Sagrada. Traduzida da vulgata e anotada pelo Pe. Matos Soares. São Paulo: Edições Paulinas, 1955.

160

MÚSICA NA VIDA DE DUAS JOVENS SURDAS

do mundo é descrita com a precisão desejada, um elemento acústico intervém no momento decisivo da ação".[3]

Nas mais diversas mitologias, toda a criação sempre se dá a partir do som. É uma voz criadora que do nada faz surgir o mundo. Nesse sentido, Wisnik exemplifica, apontando o hinduísmo como uma das religiões mais musicais, onde o poder da voz e a respiração têm a capacidade de "ressoar a gênese do mundo". Explicitando melhor, ele diz:

> O canto nutre os deuses que cantam e que dão vida ao mundo (os deuses, por sua vez, são seres mortos que vivem da proferição do canto dos homens). Mas o homem que canta profundamente, e realiza interiormente o sacrifício, acede ao mundo divino na medida em que se investe da energia plena do ser, ganhando como homem-cantor a imortalidade dos deuses-cantores. (Idem, p. 38-9)

Voltemos a Fabiana e a suas manifestações de canto. Cantar era uma prática muito presente no seu cotidiano, fosse quando lavava louça, limpava a casa, ou se dedicava a ouvir CDs e acompanhar as músicas cantando, seguindo a letra pelos encartes. O canto, como presença durante o trabalho, é uma possibilidade que acompanha o homem desde tempos imemoriais. Canta-se para se distrair, como forma de se lidar com as ansiedades da solidão, ou para facilitar o trabalho motor.

---

3. Schneider, Marius. *Le rôle de la musique dans la mythologie et les rites des civilisations non européenes*, in Roland-Manuel (org.). *Histoire de la musique, Encyclopédie de la Pléiade*, Paris: Gallimard, 1960, p. 132 (citado por José Miguel Wisnik, *O som e o sentido*, 2ª ed. São Paulo: Companhia das Letras, 1999, p. 37).

Benenzon menciona o uso da música como uma defesa diante de situações paranóides e melancólicas. É comum as pessoas assobiarem quando se vêem sós, andando por uma rua escura. Lida-se, assim, com a ansiedade e o medo de escuro, enfrentando-se o silêncio e a solidão. Os cantos de guerra, incitando a coragem; o canto dos escravos, enquanto realizavam os trabalhos braçais mais pesados; o canto dos camponeses, quando trabalham no campo; o rádio ligado, quando se está só em casa; o canto da mãe para acalmar e embalar seu bebê são formas encontradas para se lidar com o que a vida pede ou oferece ao homem, nas distintas circunstâncias de sua existência.

Fabiana cantava porque lhe dava prazer, porque se distraía, porque era bom para ela, porque a fazia feliz. O seu canto era pautado no modelo materno. Ela se interessava pelo canto de sua mãe e procurava segui-la, "copiando", fazendo leitura orofacial. Vejamos o que ela e a mãe disseram:

> Fabiana: Porque a letra o Leonardo quando canta é mais devagar. E eu ouço. Quando minha mãe canta, eu vejo. Ela vai cantando e eu copio igual dela. Vai cantando... Sabe o rock? Eu num gosto muito.
> ...
> Nadir: E você canta?
> Fabiana: O que eu canto?
> Nadir: É!
> Fabiana: Só o que mamãe canta, eu canto. Eu vejo...
> ...
> Nadir: Quando você está arrumando a casa, você fica cantando?
> Fabiana: Ah, eu canto! Canto!
> Nadir: O que você canta?
> Fabiana: Canto qualquer... O rádio está ligado. Eu ouço, eu canto! Leandro e Leonardo! Eu coloco a fita.

MÚSICA NA VIDA DE DUAS JOVENS SURDAS

Nadir: Você canta junto?

Mãe: Adora esse Leonardo!

Pai: Você teve até esse namoradinho chamado Leonardo! (risos)

Fabiana: Outra fita é... Se a pessoa canta muito rápido, eu não... Se a pessoa canta, vai devagar! Eu ouço! Aprendo! (risos)

...

Mãe, falando do canto associado ao estado de bom humor:

Mãe: Quando ela começa a cantar na cozinha! De vez em quando eu tô assim observando! Ih! (...) Ela adora! E vai longe! O dia que ela tá de bom humor, minha filha! Eu deixo! Aquilo vai a tarde inteira!

Nadir: É quando ela mais canta?

Mãe: É! Quando mais canta. Como eu falei pra você: desde pequena... nunca teve aquela coisa de abaixar! Assim! Porque tá dormindo! Num tá. Porque vai atrapalhar fulano. Agora, se ela vê que quando ela vai dormir... Se o som está ligado, ela briga pra desligar. (...) Acho um barato! Ela canta, assobia ao mesmo tempo. Acho um barato isso!

Nadir: Ah, ela assobia também?

Mãe: Assobia também! Aprendeu, minha filha!

A função primordial do canto é expressar as emoções e os sentimentos partilhados, assim como acompanhar as atividades comunitárias. O canto lembra, reforça e reflete padrões sociais, funcionando como um "organizador social".

Fabiana cantava para expressar sua alegria, seu bom humor, para acompanhar o seu trabalho. Vejamos o que e como ela cantava:

Pense em mim

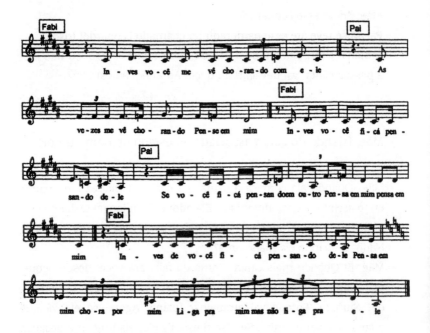

Durante o canto de Fabiana, seu pai intercalou com ela duas vezes, movido por um desejo de cantar também. Em outros momentos da entrevista ele repetiu esse comportamento. Isso se explica: quando se ouve alguém cantando uma música conhecida, é comum sentir-se estimulado à imitação e a cantar junto.

Olhando para a produção vocal de Fabiana, vê-se um canto marcado por um compasso binário constante. Ela modulava a voz, utilizando-se de intervalos de segundas maiores e menores, ascendentes e descendentes, terças maiores e menores, quartas e quintas justas. Apresentava frases rítmico-melódicas definidas e todo o seu canto está marcado por uma musicalidade própria. Do ponto de vista rítmico, houve uma grande similaridade entre seu canto e a música original. Fez uso de síncopes e quiálteras aumentativas,

MÚSICA NA VIDA DE DUAS JOVENS SURDAS

como aparece na música original.[4] Já do ponto de vista melódico, pode-se afirmar que criou uma variação própria, que continha uma musicalidade peculiar e inegável. Finalizou seu canto com uma frase melódica que se encerra com o intervalo de quarta justa descendente. Essa finalização traz a impressão de firmeza e afirmação, o que dá a idéia de que o canto terminou.

Cabe ainda ressaltar o gênero musical apresentado por Fabiana: a música sertaneja. Como já foi dito, esse era o seu gênero preferido. Cantou "Pense em mim", música interpretada por seus cantores prediletos: Leandro e Leonardo. Suas escolhas são definidas de acordo com sua *identidade musical*.

Lecourt concebe a *identidade musical* de um sujeito pelas características musicais da identidade sonora, quais sejam: preferências musicais (épocas, formas, compositores, intérpretes, instrumentos etc.), o instrumento musical tocado, os fenômenos de audição interior, a memória musical etc.

A *identidade sonora* é constituída pelos fenômenos sonoros próprios de um indivíduo, com os quais se identifica, e por meio dos quais ele se reconhece e é reconhecido. Esses fenômenos sonoros podem ser de ordem interna e externa. Dizem respeito a características físicas e a características pertencentes à história do indivíduo. As características físicas podem ser, por exemplo, sons e ruídos corporais como riso, choro, ronco, ruídos da mastigação, passos etc. A voz, com sua qualidade, sua tessitura, suas modulações, volume, constitui um elemento essencial e diferencial na

---

4. Quiáltera – figuração rítmica cuja divisão é antagônica à divisão do tempo do compasso. É aumentada quando comporta mais notas do que o previsto. Exemplo: uma semínima comporta duas colcheias. Na quiáltera aumentada comporta três com uma curva traçada sobre elas e o número três.

165

identidade sonora de um indivíduo. Fenômenos sonoros, próprios do grupo de pertença e da cultura, irão marcar decisivamente a identidade sonora do indivíduo.

Em outros momentos da entrevista Fabiana cantou outras músicas, mostrando como era o seu canto. Quando a mãe passou a exibir a campainha musical da casa, Fabiana cantou "Parabéns a você", para expressar o que teria sido tocado. Cantou duas vezes um período musical e depois cantou a música "Parabéns a você" quase inteira, como se pode ver pela transcrição abaixo.

Transcrição - 1ª vez: "Parabéns a você"

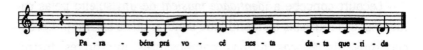

Transcrição - 2ª vez: "Parabéns a você"

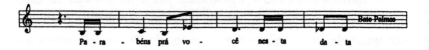

Transcrição - 3ª vez: "Parabéns a você"

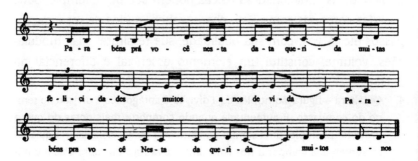

MÚSICA NA VIDA DE DUAS JOVENS SURDAS

Os dois primeiros períodos mostram uma similaridade tanto rítmica como melódica, apontando para uma memória auditiva. O mesmo acontece com o primeiro período da terceira transcrição. Repete a mesma frase inicial "Parabéns a você", transpondo meio tom acima. Há uma retenção na memória de como ela percebe essa música, e é possível evocá-la e reproduzi-la de acordo com esse modelo. É interessante notar como ela vai subindo meio ou um tom, numa linha ascendente, a cada frase musical. Começa o "Parabéns" com a nota "si". Em "Nesta data querida", sobe meio tom, indo para "dó". Passa à nota "ré" na frase "Muitas felicidades", subindo um tom. E sobe mais um tom, indo para a nota "mi" na frase "Muitos anos de vida". Reinicia o "Parabéns" descendo para "dó", e repete o percurso.

Pode-se ainda pontuar a estrutura musical marcada por compasso binário, uso de quiálteras, com ritmo muito próximo ao ritmo da música original. Esses dados, assim como a regularidade do canto de Fabiana, evidenciam sua musicalidade.

Em outro momento da entrevista Fabiana fala de um cantor de que gosta muito: João Paulo. Esse cantor fazia dupla sertaneja com Daniel. Fabiana falou sobre sua morte e mostrou seu pesar. Vejamos seu depoimento:

Fabiana: Eu gostava daquele João Paulo, que morreu.
Nadir: João Paulo? Aquele que morreu num acidente?
Fabiana: João Paulo e Daniel.
Nadir: João Paulo e...?
Fabiana: João Paulo e Da-ni-el!
Nadir: João Paulo e Daniel!
Fabiana: Mas esse João Paulo morreu! Eu adorava!
Nadir: O que morreu é o João Paulo?
Fabiana: Você ouviu falá na televisão? João Paulo e Daniel?

167

A MUSICALIDADE DO SURDO

Mãe:... Sucesso!... As música dele... Mesmo na FM!

Fabiana: Músicas linda!... Linda!... Adorei!

Nadir: É?

Mãe: Qualquer rádio que você liga: AM ou FM... Tá um sucesso essas música dele! Você sabe quem é!

Fabiana: Daniel!

Nadir: Eu sei quem é, mas não conheço as músicas deles.

Mãe: No dia que ele morreu, ela falou: "Puxa vida!".

Fabiana: Gosto muito da música! Música!... Mas o nome da música...

(...)

Obs.: A seguir Fabiana canta uma frase melódica da música "Estou apaixonado".

Esse diálogo mostra como Fabiana queria, a todo custo, fazer a entrevistadora se lembrar do cantor de quem estava falando. Deu todas as pistas possíveis: nome do cantor, nome da dupla e, por fim, numa última tentativa, cantou um trecho de uma de suas músicas. Esperava que, cantando a música, acontecesse a identificação. Esse é um caminho natural que todos usamos quando queremos compartilhar nossas experiências significativas com outras pessoas. Lançamos mão de todos os recursos para que o outro identifique e reconheça o que estamos falando, entrando em sintonia conosco.

Esse diálogo evidencia, mais uma vez, a preferência, o gosto musical de Fabiana. A música sertaneja ocupava a cena novamente e ela cantava uma frase melódica de "Estou apaixonado" da dupla João Paulo e Daniel. Cantou, não só para ajudar a pesquisadora a lembrar-se desses cantores, mas também para mostrar a música de que gostava, cujo nome não lembrava.

Transcrição: "Estou Apaixonado"

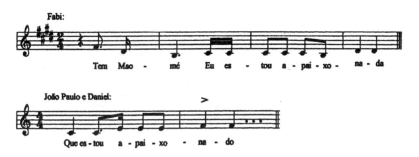

A frase rítmico-melódica apresentada por Fabiana pode ser vista como uma variação em cima da frase original. Apresenta ritmo definido, usa intervalos de segundas e terças maiores e menores, finalizando a frase com uma terça maior ascendente.

Ao cantar uma frase melódica que dê referências para o outro identificar a música de que se fala, mostra um sujeito com uma representação de si enquanto cantor. Porque se vê como cantor, é possível evocar trechos musicais e dar pistas norteadoras sobre uma determinada música. Há a confiança em si mesmo de que isso é possível.

Fabiana relatou como começou a praticar o canto, a partir do que ouvia sua mãe cantando. Interessou-se, ficou curiosa e quis fazê-lo também. Descobriu o prazer de cantar ao observar sua mãe. Vejamos seu depoimento:

> Fabiana: Quando eu era pequena, eu nunca ouvia o nome da música... Quando eu tava no banheiro, a minha mãe tava cantando:

Transcrição do 1º canto de Fabiana, referindo-se ao canto da mãe:

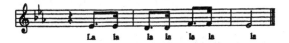

Fabiana: Eu comecei: "Mãe, o que é isso, cê tá cantando?". Mamãe ensinou:

Transcrição do 2º canto de Fabiana, referindo-se ao canto da mãe:

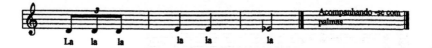

Mãe: Faz tempo, isso!
Fabiana: Eu comecei. Eu copiei. (...) Eu aprendi o que é música!

Este relato mostra a importância do modelo materno na construção do papel de cantora, desenvolvido por Fabiana. Num primeiro momento ela descobriu o canto, ao ver sua mãe cantando. Passou a assumir o papel de cantora, imitando o modelo materno. Jogando com o papel de cantor, seguia os cantores de sua preferência, cantava com sua mãe. Cantar era possível para ela. Fez com que descobrisse suas próprias formas de lidar com a sua voz.

Segundo Moreno, o processo de desenvolvimento de um papel passa por três fases distintas: inicialmente, toma-se o papel. Imita-se a partir de modelos disponíveis. É o que ele chama de *role-taking*. Numa segunda fase exploram-se simbolicamente as possibilidades de representação desse papel. É o jogo de papel, que Moreno chama de role-playing. Na terceira fase, desempenha-se o papel de forma espontânea e criativa. É a fase do *role-creating*.

Falando mais um pouco sobre o papel de cantora, desenvolvido por Fabiana, devo citar uma espécie de invocação que ela cantou com sua mãe, durante a entrevista, dando demonstrações de como a vivência musical também se fazia presente de forma

MÚSICA NA VIDA DE DUAS JOVENS SURDAS

bem intensa nas suas práticas religiosas. A família é budista e as práticas indicadas pela religião utilizam o canto com bastante freqüência. As duas cantavam juntas, num recitativo de ritmo regular e contínuo, que muito se assemelhava a ladainhas ou cantos salmodiados. A mãe falou sobre os efeitos do *Nam-myoho-rengue-kyo*,[5] uma invocação que deviam recitar todas as manhãs e todas as noites.

Mãe: Isso aí ajudou muito ela, também. O *Nam-myoho-rengue-kyo*! Suponhamos que tem umas 20 pessoas. A gente vai fazer meia hora de *Daimoku*[6] que é o *Nam-myoho-rengue-kyo*, que nós falamos, o *Daimoku*. Então vai! Cê qué vê? (dirigindo-se a Fabiana) Faz comigo, junto, eu e você.

Obs.: Fabiana e a mãe recitam em uníssono: *Nam-myoho-rengue-kyo*, repetindo essa expressão continuamente. Vão acelerando, mantendo um ritmo e uma cadência comum.

...

Mãe: Então, é tão bonito, que cê tá lá fora, o pessoal passa e pergunta se tá cantando alguma música aqui dentro! É lindo! (...)

...

Fabiana: É diferente a voz!

...

Mãe: Então, isso aí pra ela é uma coisa também que... nem sei como explicá!

---

5. *Nam-myoho-rengue-kyo*: Nam = devotar a própria vida; *Myoho-rengue-kyo* – título em japonês do Sutra de Lótus. *Myoho* significa a "Lei Mística" – natureza iluminada. *Rengue* significa "flor de lótus", é a lei de causa e efeito (semente = causa; flor = efeito). *Kyo* significa função e a influência da vida. Dentro da prática budista, recitar o *Nam-myoho-rengue-kyo* capacita o indivíduo a compreender a verdade mística de sua vida; é considerado o guia que possibilita a todos atingirem o estado de Buda.

6. *Daimoku* – título do Sutra de Lótus: *Nam-myoho-rengue-kyo*.

A MUSICALIDADE DO SURDO

Fabiana: Sabe, de emocioná! Arrepiá!

Nadir: É?

Fabiana: É! Oferecê pela felicidade! A felicidade... uma coisa diferente! Num sei por quê! Como é? (...) Ser feliz!

...

Mãe: Vai! Isso aí num foi fácil pra ela entrá nesse ritmo, não! Hoje ela faz, com aquele ritmo com a gente! Suponhamos que tem cinco ali na frente fazendo. E tem aqui dez... Se estiver aqui atrás! Se um desses dez aqui, sair fora, atrapalha os cinco que tá na frente! Então você tem que ter aquele ritmo! É igual o *Gongyô*. O *Gongyô* são as orações que a gente faz. Então você faz. (Mãe lê uma oração ritmada em japonês.)

Obs.: Fabiana começa a recitar a oração junto com a mãe, acompanhando-a no mesmo ritmo.

O homem, ao criar a música, nos primórdios da história da humanidade, supunha que essa criação tinha uma origem sobrenatural. Não seria uma obra sua. Todas as civilizações conhecidas atribuem à música uma origem divina, uma obra criada por um ser sobrenatural, o que não ocorre com a história das demais artes ou do desenho. E o homem dá à música poderes divinos.

O canto, como oração, é uma forma de elevar o espírito, de transcender as limitações humanas e alcançar o divino. E para Fabiana era uma prática de "emocioná! De arrepiá!". "É oferecê pela felicidade."

Para a mãe, essas práticas musicais do budismo ficaram como desafios que levaram a filha à superação de dificuldades, à conquista de habilidades como cantar em conjunto, e contribuíram para o seu desenvolvimento global.

Outra expressão da musicalidade de Fabiana se fazia por meio da *dança*. Ela relatou que gostava de dançar; contou sobre

MÚSICA NA VIDA DE DUAS JOVENS SURDAS

sua viagem aos Estados Unidos, onde foi se apresentar com o grupo da escola; falou dos bailinhos que fazia em casa; ou de lugares que freqüentava para dançar. A mãe falava empolgada sobre as habilidades de dançarina da filha, mostrando-a como uma verdadeira dançarina. Vejamos seus depoimentos:

Nadir: E você toca? Você faz música?
Fabiana: Eu danço! Eu pulo!
Nadir: Você dança?
Mãe: Dança! Aí, minha filha!...
Pai: Dançar ela gosta!
Mãe: Isso daí, olha! É uma dançarina! Adora dançar! Mesmo nas participações da gente, nas reuniões, palestras que nós temos, tem atividades. A turma monta assim, coral! Essas coisas assim!
...
Nadir: Me conta sobre a sua viagem para os Estados Unidos.
Fabiana: Sobre minha viagem? Foi tudo maravilhosa!
Mãe: Conta tudo pra ela. Você é que tem que falar!
Fabiana: Foi maravilhosa! Eu fiz um trabalho sobre o Projeto Terra!
Nadir: Projeto Terra?
Fabiana: Nós fizemos um trabalho sobre a dança. "Isso" (índio).
Pai: Sobre os índios. Eles fizeram um trabalho sobre os índios junto com os Villas Boas.
...
Nadir: E eles gostaram da dança de vocês?
Fabiana: Todo mundo aplaudiu! (bate palmas simultaneamente) Todo mundo adorou! Todos parou para ver! Não sei como fala inglês. Professor falou bonito. Todo mundo aplauso. Ficou contente. (...)

Fabiana se via como dançarina e o reconhecimento público desse seu papel era gratificante. Via-se confirmada no papel representado e sua auto-imagem foi se constituindo positivamente.

173

Falando sobre os bailinhos de aniversário:

Mãe: E todo ano eu sempre faço uma festinha pra ela, pros amigo dela da Derdic. O pessoal! O grupinho dela, né? A primeira coisa, minha filha, que eles arrumam, o quintal. O meu quintal é assim uma área grande, sabe? E já coloca pra fora, tudo, os aparelho de som pra fazer os bailinho!
...
Fabiana: A mamã fica com dor de cabeça. "Abaixa o rádio! Tá muito alto!" "E daí? E daí?" "Muito alto! Muito alto!" Era uma festa um dia. Uma festa! Um dia só. (...) Você nunca viu eu dançá? Você nunca viu?
Nadir: Eu não!
Fabiana: Não? Nunca viu, não?
Pai: Caetano de Campos?
Nadir: Ah, eu vi uma vez sim. Eu vi.
Fabiana: Onde você viu?
Nadir: Lá no Tuca! Você não dançou no Tuca? Eu vi.
Fabiana: Ah, é!
Mãe: É, foi no Tuca! Acho que foi quando...
Pai: No Tuca foi a peça dos índios que eles fizeram.
Fabiana: Você viu? No teatro? No Tuca?

O homem é o seu corpo, a casa que habita. Por meio do movimento o homem se expressa, se comunica. A dança é, portanto, uma forma de comunicação humana não-verbal. Associada à música, que organiza pelo seu ritmo e elicia as emoções pelos seus elementos melódicos, a dança possibilita a expressão de estados internos, colocando o homem em relação com o outro. Eu afirmaria que a dança é uma forma de expressão muito valiosa para o surdo, que tem na linguagem corporal o seu meio natural de se comunicar.

Dançar dá prazer, e este é a força criativa da vida. O prazer proporcionado pela dança promove a criatividade e a alegria de viver. A vivência corporal criativa e prazerosa promove a sensação de auto-realização, contribuindo para uma auto-imagem positiva. A dança é uma possibilidade importante para Fabiana. Ela dança e sente-se gratificada por saber dançar. A representação que tem de si enquanto dançarina é realimentadora de sua auto-imagem. O fato de ter viajado para os Estados Unidos para apresentar-se dançando foi um marco em sua vida. O seu sucesso naquele evento e o reconhecimento de um público estranho que a aplaudiu e ao seu grupo foram extremamente significativos para ela. Viu-se como uma dançarina e esperou essa confirmação por parte da pesquisadora também. Com certeza teria sido vista por esta quando fez suas apresentações de dança em São Paulo. Assim, esperava um retorno. Os pais mostraram-se orgulhosos por essa filha e suas competências. A representação que tinham dela como dançarina era marcada pela positividade.

Lowen coloca que o desejo de ser reconhecido é uma necessidade humana que subjaz ao fenômeno de *status*. A busca do *status* está associada à necessidade do reconhecimento do ego, contribuindo para a construção e sensação de identidade. Ao ser reconhecido, confirma sua posição na sociedade. É a possibilidade de se ver através dos olhos do outro.

Sobre a visão de homem e de mundo

Fica visível pelos depoimentos de Fabiana e de seus pais que a representação de surdo quanto às suas possibilidades musicais está profundamente marcada por uma visão de homem e de mundo, pautada por um cunho religioso.

A MUSICALIDADE DO SURDO

Ao descobrirem que Fabiana era surda, ficaram desesperados e perdidos. Na busca de uma compreensão e do sentido desse evento em suas vidas, saíram em busca de um caminho que lhes trouxesse alento. E nessa busca encontraram o budismo. Desde então, há 17 anos, dedicam-se ao aprofundamento e à prática dessa religião.

A partir do budismo os pais passaram a encarar a surdez da filha como um "efeito" de fatos negativos ocorridos em "vidas passadas". É o que eles chamam de "lei de causa e efeito". A filha surda passa a ser aceita como um instrumento de transformação e de desenvolvimento para eles. Com isso, o sofrimento causado pela surdez se converte numa luta pela transformação pessoal, na direção da positividade e na busca da "paz". Esta paz é um valor expandido da humanidade; desejam a "paz mundial".

Vejamos o que eles disseram sobre os benefícios da viagem que Fabiana fez aos Estados Unidos, para apresentar-se em um espetáculo de dança. Os pais remeteram-se à religião, para justificar o sucesso e a transformação da filha:

> Mãe: Foi um benefício muito grande mesmo! E até quando ela foi. Foi quando ela chegou e teve uma reunião de palestra e ela deu esse relato, através da transformação, da prática que ela faz, entende? Porque eu falo assim, sabe, Nadir. A gente tem 17 anos de budismo. Quando veio o problema dela que a gente veio assim se encontrar em alguma coisa. Fica um desespero tão grande. Você está ali naquela escuridão, naquela vida escura... De repente você quer se encontrar com alguma coisa. Foi aonde que a gente encontrou o budismo. Aí, quando entrei, foi em 1983. Foi algo quando você começou trabalhar com ela.
>
> ...
>
> Pai: Você determina. A gente teve uma determinação que através da nossa prática e do desenvolvimento dela a gente ia ser um valor

176

MÚSICA NA VIDA DE DUAS JOVENS SURDAS

para a paz mundial. Que essa luta que a gente faz é pra paz mundial! A gente propaga a paz mundial. Então, a partir da hora que a gente começa a lutar, a fazer prática budista, a gente passa a entender da lei de causa e efeito. Então, essa lei de causa e efeito não é à toa que nós tivemos a Fabiana, nasceu na nossa família com problema de audição. Porque causas negativas existentes em existências passadas e esse vínculo com existências passadas hoje veio nos prejudicar. Então, através dela que nós passamos a lutar por *Kossen-rufu*,[7] pra ter essa... fazer essa luta bonita que nós estamos fazendo em conjunto com a Organização. Porque, se não fosse ela, o que seria de nós? Então a gente agradece ela por ter esse problema e a gente conhecer o budismo *Nitiren Daishonin*[8] que a gente poder vim desenvolver esse valor que a gente hoje... e ela também tá sendo valor. Então isso é muito importante. Então, com isso daí você sabe que depois dessa prática que a gente tá fazendo bonita, o desenvolvimento dela foi maravilhoso e ela passou, assim, entender mais as coisa. Antes não entendia nada. Nem a gente não entendia, não aceitava mesmo. Aceitamo depois que conhecemo o budismo e foi por causa dela que nós viemos a conhecer também o budismo, também Nitiren Daishonin porque por ela mesma, a gente... Ela foi a causa da nossa transformação, da nossa transformação, na nossa (...) Ela foi a causa porque quando ela era pequena ainda a gente sofria muito assim, não aceitando. Mas em seguida começamos a enxergar pro lado, olhando pra trás que, enquanto a gente comia a banana, o outro comia a casca. Então aquela história: um come o amendoim e o outro come a casca. Olhando pra trás que o problema de outras pessoa era mais sério do que o dela. E a gente começou assim a se enxergar. Poxa, aí começou a aceitar assim, a ficar mais conformado com a prática, com a recitação do *Nam-myoho-rengue-kyo* que é a palavra-chave do budismo. Que esse

---

7. *Kossen-rufu* = paz mundial.

8. Nitiren Daishonin – nome do Buda que deu origem a um dos ramos do budismo japonês, em meados do século XIII (1253).

A MUSICALIDADE DO SURDO

Nam-myoho-rengue-kyo ele, quando você recita, você entra em fusão com o universo. Você, entrando em fusão com o universo, você já tá colhendo energia, energia cósmica. A energia positiva vem tudo pra você. Por isso que a gente ora de manhã. A primeira oração a gente faz pro lado do sol, pro leste, onde está consagrado lá no Japão o *Dai-Gohonzon*[9] que é o primeiro. *Dai* é o primeiro. Então a gente faz essa prática assim e colhendo as energias positivas. E essa energia positiva que fez a gente fortalecer com o problema da Fabiana. Que trouxe essa força pra nós.

Mãe: E hoje ela entende o problema dela; ela não cobra. Ela entende o problema da deficiência dela, entendeu?

Pai: Antes ela não entendia.

Mãe: Ela sabe por quê. Ela então tem que fazer uma luta muito bonita. Tem que transformar aqui nesta existência daqui, tá entendendo? Por tudo o que ela tem que fazer tem que transformar aqui. Então ela já entendeu tudo esse lado. Não cobra.

Em momentos da vida em que se tem de lidar com situações difíceis e estressantes, a busca de significados para esses eventos é eminente. Segundo Pargament, existem dois mecanismos para se lidar com situações difíceis: o *mecanismo de conservação* e o *mecanismo de transformação*. O *mecanismo de conservação* consiste nas tentativas para preservar ou proteger os significados da vida, em face das ameaças de perda. Mas quando esta é inevitável e, portanto, a conservação do significado fica inviável, lança-se mão do mecanismo de transformação. Nesse caso buscam-se novos significados para substituir aqueles que ficaram inviabilizados, resultando numa transformação de significados.

Todas as religiões têm uma tendência à conservação de valores. Constata-se que elas oferecem aos seus fiéis os mais variados

---

9. *Dai-Gohonzon*: Dai = primeiro; Gohonzon = Deus.

MÚSICA NA VIDA DE DUAS JOVENS SURDAS

mecanismos para ajudá-los a conservar os significados nos momentos de crise.

Quando uma grande perda ou uma privação se abate sobre os sujeitos, por mais penoso que seja, o movimento é de busca de novas significações, que possibilitem suportar esses fatos. Aí ocorre a transformação de significados que passam agora a ser protegidos e conservados.

Aceitar a surdez de Fabiana foi resultado de um processo de muita dor. Mas, encontrado o significado dessa perda, passaram a vê-la como um instrumento de transformação.

Fabiana parecia compartilhar com os pais dessa mesma visão. Seus depoimentos falam de uma aceitação e de uma significação da sua condição de surda, que remetem aos mesmos princípios budistas, norteadores da vida dos pais. Atendendo ao pedido da mãe, a garota leu um depoimento que apresentou numa de suas reuniões budistas, que chamam de "reunião de palestra". Nesse depoimento ficaram evidentes a significação que atribui à sua condição de surda, sua aceitação e seu empenho na luta pelo enfrentamento da situação. Vejamos o que ela disse:

Depoimento de Fabiana numa reunião budista:

Meu nome é Fabiana. Pertenço à Divisão das Moças. Quando minha mãe e meu pai vieram a conhecer o budismo de Nitiren Daishonin, eu estava com três anos. Foi através do meu problema de audição que eles vieram a praticar com a forte determinação de que eu viesse a ser um grande valor em prol do *Kossen-rufu*, ou seja, da paz mundial. Assim aconteceu, ao passar dos anos. Através da minha prática e de meus pais, meu pai e minha mãe, pude entender o meu problema de audição. Fiz uma determinação muito forte que nunca queria deixar de fazer o *Gongyo*[10] da manhã e o da noite, uma ode

---

10. *Gongyo* – oração diária que o indivíduo faz por si e para si.

de fé. Que nunca iria deixar de fazer esta prática maravilhosa. Oro pela minha felicidade pra que eu tenha muita sabedoria. Ser um valor na sociedade. Com toda determinação consegui transformar muitas coisas. Já estou cursando o 2º colegial. Estou determinada a fazer Faculdade. Agradeço ao meu pai e minha mãe pelo caminho, muitas forças que dão para mim. Se não fosse sua força, hoje seria uma derrotada. Aprendi com a minha querida mãe sempre ter grandes objetivos, mesmo que ocorram vários obstáculos e maldades. Desde que não se crie a dúvida no coração, atingiremos naturalmente o estado de buda. Agradeço ao presidente Ikeda pela oportunidade de pertencer a esta organização. Muito obrigada!

A surdez de Fabiana foi o desencadeador da conversão dos pais ao budismo. Uma conversão religiosa pode ser provocada por histórias de desconforto, inquietações, estresse. Os achados de vários estudos sobre conversão religiosa remetem a altos níveis de tristeza, eventos de muita tensão, conflitos e sofrimentos.

A conversão ao sagrado, segundo Pargament, é o resultado de uma profunda inquietação em relação ao mundo e a si mesmo, é a busca de uma forma para se lidar com a própria capacidade de enfrentar o mundo e direcionar a própria vida. Pela incorporação do sagrado ao "Eu", as tensões resultantes daquelas inquietações são aliviadas. A conversão leva à transformação e à ressignificação da vida, dando-lhe novo alento e apontando para outras metas.

Por intermédio do caminho religioso, Fabiana significou sua vida e definiu seus objetivos e propósitos a perseguir. Viu-se como uma lutadora que enfrenta para vencer, e não como uma "derrotada". Ser feliz, ser instrumento de paz, alcançar a sabedoria eram suas grandes metas de vida.

Uma conversão religiosa envolve uma identificação com pelo menos uma dessas três classes de objetos sagrados: conversão espiritual, conversão a um grupo religioso e conversão universal. Fabiana parecia integrar os três tipos de objeto sagrado: vivia a sua força espiritual, enfrentando tudo com tenacidade, fé e esperança; estava plenamente dedicada a seu grupo, ocupando-se e preocupando-se com sua transformação e felicidade; e seu envolvimento com a humanidade ficou bem evidente quando se colocou como instrumento em prol da "paz mundial".

Fabiana falou de seu senso de fraternidade, mostrando desapego das coisas materiais, uma alegria profunda e um empenho efetivo na solução dos problemas humanos. A surdez não era impedimento. Não se fazia de coitada, mas mostrava sua tenacidade no enfrentamento, ajudando amigos surdos a terem uma visão mais positiva da vida. Ela disse:

Eu quero oferecê as pessoas ser feliz. Eu gosto as pessoa feliz. Num gosto as pessoas magoadas, tristes, sofrendo. Uma amiga triste. Eu quero oferecê pessoas tá feliz. Conversar as pessoas. Como tá indo? Como não? As pessoa fica feliz! Entende? Não gosto de ficá longe. "Num faz isso!" Se a pessoa fica triste, eu ajudo! Pa oferecendo a felicidade!

...

Uma menina falava: "Ah, eu (...) surda!". Eu falava: "Não! Você é perfeita! Você é inteligente! Você anda! Você vê!". Não pode falar: "Ah, eu sou surda! Não pode fazer nada". Nasceu! (...) Não pode falá isso: "Ah, eu sou surda! Eu sou surda!". Eu não gosto falá isso.

Fabiana explicitou que a lamúria, a queixa, não são o melhor caminho. Não via a surdez como impedimento, mas como desafio e instigava seus colegas nessa direção. Essa postura foi resultante de sua visão de homem e de mundo pautada na religião. Daí advinham sua força e tenacidade.

Muitos estudos sobre o poder da religião, segundo Pargament, mostram o quanto o sagrado é útil nas situações difíceis, porque oferece uma fonte de conforto, esperança e força quando já se esgotaram outros recursos, permitindo estender o olhar para além de si mesmo para obter ajuda.

Falando mais sobre a visão de homem e de mundo que emerge do discurso de Fabiana, vamos encontrar sinais de uma visão positiva, de pacto com a vida, de otimismo, de crença nas suas possibilidades. Ela disse:

Fabiana: Eu num gosto de falá sobre negativo. Eu falo para positivo. Eu vou consegui tudo, por exemplo: Ah, meu trabalho! (...) Eu vou consegui. Dá um tempo. Vou terminar de estudar, fazê faculdade; eu vou consegui trabalhá um bom emprego pra mim. Alguém vai me ajudar. Eu vou consegui TUDO! Nunca vou falá negativo: "Ah, eu num vou consegui!". Aí não consegue nada! Aí volta pra trás!

Nadir: É! Porque se você pensa negativo...

Fabiana: É! Se você pensá positiva, vai crescendo; tudo pra frente!

Mãe: Você vê como é! Isso foi rico pra ela, não foi, Nadir?

Nadir: Nossa!

Mãe: Foi uma riqueza muito profunda pra ela!

Fabiana: Entendeu?

Mãe: Porque ela sabe: se ela pensá o negativo, só vem o negativo! Se ela pensá o positivo, ela vai esperar que ela vai conseguir!

Fabiana: Mas eu vou consegui!

Nadir: Tem que afastar o negativo!

Fabiana: É uma esperança!

Mãe: Só da gente falá: "Ah, eu num vou consegui!... Será que eu vou consegui?"... Cê tá derrotando!

Fabiana: É derrotado! Num pode fazê isso!

Mãe: Tá derrotado! Num pode! Então ela já aprendeu isso daí! (...)

Esta visão de Fabiana espelha bem os princípios da seita budista de Nitiren Daishonin. É uma vertente do budismo japonês que tem a conotação de "ciência da vida". A lei de causa e efeito regula os fenômenos da vida, variando de momento para momento. A desarmonia é a causa da infelicidade humana. O budismo se assume como a religião do "pacifismo absoluto" e do "supremo humanismo". A benevolência ou "altruísmo absoluto" são suas metas, tendo em vista a "paz mundial". Esse budismo se coloca como uma filosofia de vida a serviço do homem que lhe dá uma compreensão do valor, do significado e do objetivo da vida neste mundo. O homem busca o estado de buda que significa "iluminado". Construir uma vida feliz e significativa é um dos objetivos do homem. As dificuldades devem ser enfrentadas numa luta corajosa. E a vida iluminada será fruto de respeito por todos os seres humanos e na sensibilização das outras pessoas para esse mesmo fim.

Como se vê, esses princípios do budismo estão impregnados em todo o discurso de Fabiana e de sua família, norteando suas visões de homem e de mundo. Podemos ver mais um pouco no discurso da mãe como se explicita essa busca da felicidade para si e para os outros, a busca da paz e o estabelecimento de metas para a vida, como princípios existenciais. Ela disse:

Mãe: Mas sabe, ó Nadir? Tem 17 anos que a gente já tá no budismo... Foi muito rico pra gente, que a gente, assim, se encontrou, entende? Muito mesmo!

Nadir: Nossa, e como foi importante, mesmo!

Mãe: Pra Fabiana, isso foi rico! Não foi tanto pra você adquirir coisas, não! Que você ora pela felicidade! Você ora pra que não te falte trabalho! Você ora pra saúde! Você não ora só pra você! Você ora pra outras pessoas! Você não qué a felicidade só pra você, como ela te

A MUSICALIDADE DO SURDO

colocou! Cê tem que orar pra outras pessoas, pra felicidade de outras pessoas! Então, esse é o ponto-chave de tudo, entende? Não é aquele egoísmo: só pra gente, pra gente! Então, acho importante, assim, você... como a gente: quando entrei, que uma... que ela entrou na Derdic, eu morava na zona leste! Eu fazia uma vida que eu tomava seis ônibus! Foi na época que começou a sair o metrô! Eu fazia uma vida que eu levantava quatro horas da manhã! Foi logo quando ela começou a triagem na escola! Aí um dia eu falei: "Por que eu? Só pra mim? Será que eu mereço? Será que sofrimento tem que ser tudo pra mim?". Eu não sabia como era o mundão aqui fora! Meu marido abriu o mundão pra mim e soltou! Agora, ele me ajudou muito, muito mesmo! Até quando ela pôs o primeiro aparelho de caixinha!... Nossa, a força que esse pai deu! E até hoje! Aí, depois, foi onde que eu vim a conhecê o budismo... Depois de... de um ano e meio, eu vim conhecer. Num foi por acaso! Que eu sou cabeleireira! Mas agora eu não trabalho! Eu parei. Agora só descansando! Só cuidando da minha casa... e dedicando assim, com a minha comunidade que é aqui no Jardim Europa. Por isso que eu falei pra você que, como eu tenho reunião, eu sou bastante ocupada também! Aí, depois eu fiz o objetivo! Meu marido trabalhava de empregado, nessa época. Era aquela vida que você trabalhava hoje... pra pagá tudo... cê devia amanhã e comia amanhã! Como todo mundo já passou tudo isso aí. Aquela coisa toda! Aí depois vim conhecê, entrei, e fiz assim o objetivo que eu queria mudá mais perto aqui pra zona sul, ficasse... Que eu tomasse um ônibus só até a escola dela! Tá? Mas foi aquela assim: eu entrei... Pro budismo é: prática faz tudo! Três itens: prática faz tudo! Eu entrei com aquela fé muito grande! Falei: "Eu vou consegui!". Sabe? Aí fiz o objetivo! Eu sei que uns seis meses que eu tava fazendo essa luta maravilhosa, a gente conseguiu vim morá aqui! Tá? Aí eu vim aqui morá, que é uma travessa da Juscelino! Consegui uma casa grande... Uma sala que eu pudesse oferecer reuniões... Aquela coisa toda! E tinha um oratório pequenininho! Aí eu falei: "Não! Eu vou fazer um objetivo

MÚSICA NA VIDA DE DUAS JOVENS SURDAS

que eu quero compra um oratório GRANDE". Fiz um objetivo bem alto! Eu não tinha telefone. Falei: "Eu quero um telefone! Eu quero ter uma casa!". Tudo, pelo menos foi o objetivo que eu coloquei: uma casa.

Este depoimento mostra como a religião foi um suporte importante para essa mãe, ajudando-a na compreensão e significação do que a vida lhe apresentava, dando-lhe forças para o enfrentamento e para a luta, estimulando-a no estabelecimento de metas que tornassem a vida feliz e significativa.

O caminho de busca de significados relaciona-se com o sagrado, dando à religião duplo papel. Ela prescreve os objetivos pelos quais as pessoas devem lutar, assim como os meios para alcançá-los. O foco da religião está no sagrado e os significados em poderes superiores.

Fabiana falou de suas práticas religiosas para a busca da felicidade e de como lidava com as dificuldades da vida. Nota-se que os princípios budistas ajudam-na a criar a intenção para a ação e a força de realizá-la. Ela vivia segundo esses princípios e a sua fé. Vejamos o que ela disse:

Fabiana: Ih, *Nam-myoho-rengue-kyo* (...) *Nam-myoho-rengue-kyo* eu falo muita fé, todo dia. Eu nunca deixo, na minha fé. O que é *Nam-myoho-rengue-kyo*? É pra ter muita saúde! (...) Trazê felicidade! O caminho! Mostrá o caminho da felicidade! Boa sorte! Pra fazê a fé, todo dia, pra..., como vou explicá? A... por exemplo: a minha escola, a minha nota, muito má! Tudo bem! Eu vou lutar! Eu vou desafiar. Eu faço *Nam-myoho-rengue-kyo* todo dia, todo dia, pra melhorar a minha nota. Pra melhorar. Eu estudo. (...) Eu estudo bastante, pa tirar nota boa. Por exemplo, quando eu fico doente, eu falo muita fé. (...) Ah, é isso, mãe, que eu tô falando: Eu faço muita fé, eu faço prá-

185

A MUSICALIDADE DO SURDO

tica todo dia. Pra ter muita saúde, sabedoria, boa sorte, encontrar o caminho da felicidade. (...) Então, eu falei pra ela: "Quando eu estudo na escola, se vou tirá nota mau... nota mau, eu faço prática, estudo bastante pra tirar nota boa".

Fabiana falou de sua fé e de suas práticas, evidenciando que a luta é essencial. Ela não esperava que as práticas e a religião resolvessem os seus problemas sem sua participação efetiva. Tinha de orar para tirar notas boas, mas tinha de estudar também. A fé, a prática e a luta caminham juntas. A fé é o que dá sentido à vida, aquilo em que se confia; é a forma da energia de viver de uma pessoa. Fabiana vivia segundo a sua fé. Enfrentar as vicissitudes da vida é um dos princípios fundamentais da sua religião. E, nesse sentido, ela não se entregava ante as adversidades, mas lutava para vencer. As práticas religiosas se constituíram em método de enfrentamento, ajudando-a a compreender e lidar com as situações difíceis.

O discurso de Fabiana mostrava uma jovem que enfrenta problemas, luta contra reveses e não desiste diante dos desafios da vida. Via-se como vencedora. A positividade era o seu lema. Ela afirmou: "Eu não gosto de lamentar... Se se lamentar muito, não dá certo! (...) Não pode ter dúvida: 'Ah, não vai dá certo!'. Não pode ter dúvida! Pense positivo!...".

Tendo percorrido o caminho da religiosidade de Fabiana e seus familiares, na busca da compreensão de suas visões de homem e de mundo, fica evidente como a religião lhes oferece um suporte para significação da vida e seus eventos em todas as dimensões. Encontram na religião um meio de transformação, enfrentamento e elaboração das dificuldades. Lidam com as dificuldades, buscando alternativas de significado e abrindo-se para novas possibilidades.

A partir dessa visão, Fabiana e seus pais não se fixavam na "falta", mas sim nas possibilidades, no enfrentamento e na transformação. A música é uma possibilidade para Fabiana. Isso já se vislumbrava quando ela tinha quatro anos e os resultados de uma pesquisa mostravam como ela se beneficiava da música, reagia a ela e mostrava prazer na presença dela. Diante disso, Fabiana nunca foi privada da vivência musical. Muito pelo contrário, sempre teve a música muito presente no seu cotidiano, como fonte de prazer e de realização pessoal. A representação que seus pais e ela mesma faziam do surdo como ser musical levava essas marcas e, assim, podiam vê-lo na sua musicalidade.

6 CONSIDERAÇÕES FINAIS

Percorrendo as tramas das histórias dos sujeitos que fizeram parte de meu estudo no doutorado, incluindo as que não apareceram na íntegra, deparamo-nos com distintos personagens surdos. Cada um deles mostra-se fruto de uma matriz de identidade e matriz social com características diferenciadas. As representações que esses sujeitos e seus familiares têm do surdo como ser musical estão marcadas pela visão que têm da surdez, como condição limitadora ou não, pelas experiências de vida, pelas influências dos profissionais que atenderam os sujeitos e pela própria visão que têm da música como bem da humanidade.

Isadora tem uma história que emerge em uma família de músicos. Aí se desenha o papel de uma filha "ouvinte-falante" que seja o mais semelhante possível ao ouvinte. A surdez não era aceita e tudo foi feito para que ela pudesse suplantar essa condição estigmatizante. Freqüentou escolas comuns, convivendo com ouvintes desde seus primeiros anos de vida. Foi educada dentro do método oral, numa abordagem unissensorial. Sempre recebeu atendimento fonoaudiológico intensivo, visando ao melhor aproveitamento de seus resíduos de audição e ao desenvolvimento da fala. A música lhe foi oferecida, pelos pais, como instrumento de aprimoramento para atingir esse fim. Nesse sentido, significa tra-

A MUSICALIDADE DO SURDO

balho. Um instrumento para aperfeiçoar a voz, o ritmo da fala, a percepção auditiva. E diante dessa proposta não houve adesão. Isadora assumiu que a música não faz parte de sua vida. No entanto, mostrou sinais de musicalidade quando apontou para suas preferências musicais, falou das suas experiências, deu demonstrações de dança flamenca e cantou trechos de música popular.

Como se arriscar num território em que o pai era "mestre", a mãe transitava com desenvoltura e os irmãos se sentiam "em casa"? O pai era músico por profissão, a mãe praticava canto-coral por diletantismo e os irmãos tinham uma banda. A matriz de identidade, a placenta social onde ela foi se constituindo como ser, trazia a marca musical bem exigente. O modelo era do músico profissional. Esperava-se que cada um tivesse o melhor desempenho nesse campo. A representação social de músico, nessa família, pressupunha a competência. A estética musical prevê sensibilidade, criatividade, ouvido musical, afinação, entre outras qualidades. E para ela, surda, ficava difícil concorrer com pessoas tão competentes. Então, para manter sua auto-imagem protegida, e não se expor ao ridículo de um desempenho que não correspondesse ao esperado para o papel de músico, o melhor era não aceitá-lo para si.

Parecia, para seus pais, que a música era algo bem difícil para Isadora. Podia ser um instrumento valioso para melhorar a fala, um meio de estimulação auditiva que favorecesse o aproveitamento máximo dos resíduos de audição, mas não era vista como fonte de prazer. Como experiência de prazer estético, envolvendo emoções íntimas diante da produção da cultura, permanecia em território distante, não acessível, embora, de fato, estivesse tão próximo.

Nessa família a música era trabalho, era a fonte dos proventos da casa. E para Isadora ficava como tarefa penosa, não gratificante. Pois era um caminho para superar a representação do papel de

190

CONSIDERAÇÕES FINAIS

surdo, constituindo um desafio extenuante. A surdez é um estigma que precisa ser superado. Não se vê a música como a possibilidade de ser apreciada pelo que ela pode promover no nível da sensibilidade. A representação do surdo não contempla esta possibilidade. Ficou evidente que Isadora tinha uma representação de si como não-musical. Que a música não pertencia ao seu mundo. Alegava que não era boa nisso. Ela preferia ver-se nos papéis de amazona ou de desenhista, nos quais o sucesso era garantido. Nesses papéis recebia o retorno do público, realimentador de uma auto-imagem positiva. Nessa condição percebia-se como uma mulher corajosa, capaz, salvando sua imagem.

Os pais também apresentaram indícios de que partilhavam da mesma visão. Consideravam tudo muito difícil para o surdo. Aderiram a uma proposta de educação e habilitação de surdo que privilegiava o uso máximo dos resíduos auditivos e empenharam-se em tornar a filha uma falante tão boa quanto uma ouvinte. Não viam a possibilidade da inclusão natural da música no universo da filha surda, a não ser como forma de treinamento. Nesse caso, encontraram sua resistência ante um trabalho difícil e penoso. A música não foi oferecida como deleite, mas como instrumento de aprimoramento para que pudesse encobrir a marca estigmatizante da surdez.

Portanto, essa história mostra uma jovem que, apesar de viver num mundo imerso em música, não se apropriou dela como um bem para si. Sua fala foi enfática: "Isso não é da minha vida... Não gosto".

Outra história que apresentei no doutorado nos traz Alberto. Freqüentou uma escola especial, oralista, que, na sua época, desenvolvia um trabalho segundo uma abordagem multissensorial. Participou de uma pesquisa, vivenciando a música durante dois

A MUSICALIDADE DO SURDO

anos de sua adolescência. Nesse período manifestou grande musicalidade, por meio do canto, da dança, da improvisação instrumental e da audição musical. O seu envolvimento e prazer diante das vivências musicais eram notórios. Em casa, a provedora musical era a mãe. Segundo sua irmã gêmea, era a "mãe-professora" que propiciava a "boa música". Na infância essa música era vivida como brincadeira, divertimento. Na adolescência, a distração eram os bailinhos de final de semana. A mãe faleceu quando a experiência de Alberto com a música na pesquisa estava quase chegando ao seu final. Dessa forma, ele viu-se privado da música como prática que lhe era oferecida por meio da pesquisa, na escola e em casa, porque, com a morte da progenitora, o silêncio ocupou o lugar do som.

Olhando para a história de Alberto, nota-se que a música não está tão presente na sua vida, hoje. Teve seu papel durante a adolescência, em condições facilitadoras como vivência musical livre, espontânea e criativa em um grupo de adolescentes surdos iguais a ele. Em casa nunca contou com um bom equipamento de som. Rádios, gravadores, toca-discos não correspondiam ao equipamento a que ele tinha acesso na escola, na situação de pesquisa. Os aparelhos de som de casa, dos carros, ou o próprio gravador que a mãe lhe deu de presente no Natal, segundo sua irmã, não eram de boa qualidade. Alberto se irritava quando buscava pela vivência musical e se deparava com a interferência de ruídos e a baixa qualidade sonora desses aparelhos. Pode-se pensar que este fato tenha tido alguma influência no seu afastamento da música: não tendo condições apropriadas para usufruí-la, o melhor seria esquecê-la.

Daí, adulto, Alberto mantinha evidências de sua musicalidade. Suas preferências por músicas lentas, calmas e românticas sinalizavam uma identidade sonora e musical que já se manifestava na

192

CONSIDERAÇÕES FINAIS

adolescência. À época explorava suas possibilidades de cantar. No momento da entrevista, a representação que tinha de si nessa área era de incompetência. Não se percebia como cantor porque, para isso, lhe parecia essencial o domínio da língua falada. E ele se via como mal falante. No entanto, quando deu mostras de que poderia vir a cantar para o bebê em gestação, evidenciou uma musicalidade e um desempenho com características de canções de acalanto. Apreciava e sabia dançar. Sempre explorou essa sua possibilidade, mas quase não o fazia por não encontrar parceria em sua esposa que não gostava de dançar.

A musicalidade de Alberto manifestava-se também quando ele, involuntariamente, acompanhava o ritmo de música ambiente em lugares públicos. A música penetrava-lhe o corpo e ele, sem se dar conta, tamborilava os dedos, ou batia os pés, seguindo o ritmo musical.

Agnes, a irmã gêmea de Alberto, trouxe para a cena a imagem de uma família em que a música era apreciada, mas parecia não assumir um papel de destaque. A representação social de ser musical, vigente nessa família, apontava na direção do dom. Ser musical era visto como privilégio de pessoas bem-dotadas. A fala de Agnes bem ilustra esse dado: "Aqui ninguém tem muito dom assim pra música!". Quando ela se lançou no caminho de aprender a tocar violão, foi surpreendente para os familiares. Parecia-lhes algo inusitado. Mas logo ela se viu como incompetente. Essa imagem da incompetência foi comum aos dois irmãos: Agnes se via desprovida de dom para tocar violão, como uma pessoa que não cantava porque achava que não tinha voz, e Alberto não se via como cantor porque era um mal falante.

A prática de ouvir música, assim como os bailinhos dos jovens na garagem da casa, estavam muito presentes quando a mãe era viva. O interesse de Alberto por música começou a ser notado

193

A MUSICALIDADE DO SURDO

pela família a partir do momento em que ele passou a participar da pesquisa sobre a musicalidade do surdo. Mediante a vivência ele descobriu a música. Mas, com a morte da mãe, a música perdeu seu *status* na vida da casa.

Apesar do silêncio advindo com essa perda, Alberto não deixou de nutrir o seu interesse pela dança. Sempre gostou de dançar músicas lentas. Para a família ficava o estranhamento diante das incursões de Alberto pelas discotecas da cidade. A representação que a família tinha do surdo não contemplava o papel de dançarino. Nesse papel ele era desacreditado. Essa função só caberia a ouvintes. Entretanto, para Alberto, a dança era possível, desejada e praticada. A representação que tinha de si como dançarino era marcada pela competência. Via-se como um bom dançarino e pretendia ensinar sua filha, que estava por vir, a dançar. Nessa área podia assumir o papel de professor. Era uma função que desempenhava bem.

Ao mencionar ambientes em que a música se fazia presente, como no trabalho, por exemplo, Alberto referia-se ao seu desconforto e à sua rejeição nessas situações. Trabalhar sob competição sonora, como acontecia n j sc. escritório, era extremamente desgastante. As suas queixas remet. ım-se ao desconforto que era ouvir fala, música e ruído ambiente, todos ao mesmo tempo. A tensão criada ao ter de fazer a percepção figura-fundo, em ambientes com presença de estímulos sonoros conflitantes e concorrentes, leva qualquer sujeito ao estresse, seja ele surdo ou ouvinte. É natural, portanto, a rejeição à música nessas condições. Melhor dizendo, pode-se afirmar que essas situações de poluição sonora são indesejáveis para qualquer sujeito. Assim, o que se rejeita é a situação de poluição e não a música em si mesma. Alberto apresentava uma identidade musical caracterizada pelo gosto por músicas lentas, calmas, românticas. Ambientes poluídos sonoramente não

CONSIDERAÇÕES FINAIS

correspondiam ao seu perfil. Da mesma forma, a música agitada, volume alto, tão ao gosto dos adolescentes, não cabia no seu universo. Esse era o caso da música produzida por sua cunhada, uma adolescente de 13 anos que vivia tocando teclado e cantando em alto volume, outra agressão ao seu gosto suave e sensível.

Alberto, um jovem rapaz surdo, tem suas possibilidades musicais como um sujeito romântico, que aprecia músicas lentas, suaves. Ele se via como um bom dançarino e até se assumia como um futuro professor de sua filha esperada na época em que foi entrevistado. A representação de si como cantor mostrava-o como desacreditado. Como não falava bem, também não podia se assumir como bom cantor. No entanto, dispunha-se a cantar para o futuro bebê, evidenciando saber fazê-lo.

A terceira história começou a ser tramada junto com a de Alberto e depois foi ganhando e percorrendo o seu próprio rumo. É a história de Mariana, sua esposa. Como Isadora, ela foi educada dentro de uma Abordagem Unissensorial (acupédica), tendo sido trabalhada, desde bebezinha, para aproveitar ao máximo seus resíduos auditivos e desenvolver a linguagem e a fala, seguindo os mesmos passos de aquisição e desenvolvimento da criança ouvinte. Freqüentou escolas comuns e recebeu atendimento fonoaudiológico intensivo durante toda a sua vida. A surdez e sua imagem estigmatizante tinham de ser ultrapassadas. Seu caminho de educação e habilitação foi bem similar ao de Isadora. O objetivo perseguido foi o de fazê-la uma "ouvinte-falante".

Outra coincidência na história dessas jovens surdas é o fato de o pai de Mariana também ser músico. Embora não tenha convivido com ele, dada a sua morte prematura, Mariana carregou na sua biografia as marcas do papel de músico e a herança paterna. Este legado apareceu nas falas da mãe que resgatava as primeiras experiências musicais do pai com Mariana, como tocar órgão para

195

A MUSICALIDADE DO SURDO

o bebê ouvir durante a vida intra-uterina, ou mesmo depois que ela nasceu, e observar como se aproximava do instrumento para tocar as caixas acústicas com as mãozinhas, enquanto ele tocava. Foram essas práticas que levaram à descoberta da sua surdez. Afinal era inacreditável que uma criança tão pequena se pusesse tão próxima de um instrumento sendo tocado em volume tão alto. A música sempre esteve muito presente na vida de Mariana. Instrumentos musicais cuja utilidade ela desconhecia, aulas de música dentro da proposta curricular que se mostravam assustadoras são exemplos relevantes. Mas também viveu a experiência da música em casa como lazer. O irmão mais velho era um ardoroso cultivador da música. O mesmo pode ser dito sobre a mãe. A música freqüentava a casa para ser cultivada, apreciada. Portanto, Mariana viveu duas possibilidades musicais distintas: explorava os instrumentos musicais, visando ao treinamento auditivo, tinha aulas de música na escola, sendo submetida a provas que não entendia, mas também vivenciou a música como experiência de entretenimento e de prazer. Aprendeu a cantar para embalar a irmãzinha, papel que desempenhava talvez brincando de mamãe e filhinha.

Quando foi entrevistada, Mariana cantava e se via nessa possibilidade, no papel de futura mãe. Estava disposta a cantar para o seu bebê e mostrava saber fazê-lo. Suas canções eram marcadas pelas características próprias das canções de ninar. A representação que tinha de si como mãe cantante era evidente na sua fala. Ela disse: "Eu sei cantar! Só sei cantá pro nenê". Preparava-se para o papel de mãe, seguindo a orientação de sua própria mãe. Dessa forma, as heranças familiares vão passando de geração para geração. Então, colocar música próxima à barriga, para o bebê escutar, era uma prática que fazia, assim como fizeram seus pais. Ficava atenta às reações do bebê e percebia como ele reagia, concluindo: "Parece que nenê gosta de música!".

CONSIDERAÇÕES FINAIS

Mariana apresentou uma identidade musical muito semelhante à de Alberto. Ela também manifestou sua preferência por canções calmas, lentas e românticas. E, como ele, não gostava de "músicas barulhentas". A presença da música na vida de Mariana esteve sempre atrelada à convivência com Fábio, o irmão dois anos mais velho. Com a morte dele, aos 21 anos, ela parou de ouvir música. Passou a preferir o silêncio e concluiu que não gostava mais de música. O luto levou-a a abolir a música da sua vida. Quem a levava a desfrutar os prazeres da música não estava mais em casa e deixou a dor da perda. Aqui, como na família de Alberto, a música deixa de ocupar o seu lugar para dar espaço ao silêncio triste da ausência.

A dança não fazia parte das suas vivências. Disse que não sabia nem apreciava dançar. Encarava-a como uma forma de exibição e parecia temer uma representação questionável. Via-se como tímida e incompetente nessa área, preferindo não se arriscar. O papel de dançarina expõe o sujeito e, se não for desempenhado de acordo com o esperado, poderá sofrer críticas perversas. Sua auto-imagem ficaria profundamente prejudicada. Era preciso, então, proteger-se da crítica diante da qual se sente vulnerável.

Lara, a mãe de Mariana, mostrou, mediante seu depoimento, como a música ocupava um papel relevante na vida da família, desde os seus primórdios, com o marido que tocava órgão. A música, como lazer e entretenimento, tinha presença constante no lar. E ela falou, mostrando-se orgulhosa, dos grandes dotes musicais do falecido marido. Da mesma forma, teceu elogios à filha mais nova que já começara a se anunciar como promissora musicista. E, quanto a Flávio, o filho mais velho, já falecido, mostrou-o como um apaixonado pela música. Lara usufruía a música, seja como lazer, como apoio para suas ginásticas, como divertimento para animar a criançada. A música entrava na casa para promover

197

A MUSICALIDADE DO SURDO

a alegria, a diversão, o entretenimento. Todos se mostravam musicais e a desfrutavam. Com relação a Mariana, Lara mostrou que lhe propiciava a música, acreditando nos seus benefícios. Cantava para ela, ensinava-a a cantar composições infantis, oferecia-lhe toda ordem de experiências musicais. O que buscava, com tudo isso, era levar a filha à superação dos sinais da surdez. O estigma precisava ser eliminado. Conhecendo a severidade da perda auditiva de Mariana, não desistia de cantar para ela, pois sabia que a filha poderia estar sentindo as vibrações da sua voz e, portanto, extraindo benefícios disso.

Da mesma forma que o pai de Isadora, Lara também quis que a filha freqüentasse aulas de canto. O objetivo era o mesmo: melhorar a voz. Acreditava que, com as técnicas vocais, Mariana poderia superar a sua voz típica de surdo e alcançar uma voz mais próxima à do ouvinte. Mas essa última tentativa da mãe não teve sucesso. Mariana negou-se incondicionalmente e permaneceu irredutível na sua decisão. Só restou à mãe a aceitação resignada: "O que adianta ser maravilhoso pra mim se não é maravilhoso pra ela? Pode ser maravilhoso pro mundo, mas no mundo dela não está cabendo isso. Então não adianta, não é?".

O grande anseio de Lara era que Mariana falasse como os ouvintes. E nesse sentido nunca poupou esforços, buscando os melhores especialistas, as melhores escolas, oferecendo tudo o que pudesse garantir o melhor desempenho da filha, enquanto falante. Foi muito difícil para essa mãe aceitar o fato de a filha ter passado a usar a Língua de Sinais para se comunicar com o marido, assim como a freqüentar o meio dos surdos. Tudo o que ela mais evitou foi o uso de gestos na educação de Mariana e, agora, esse tornara-se o seu meio de comunicação fluente, com os surdos. O fato é que Mariana buscou o território em que se sentia integrada. E o encontrou: o território dos surdos.

198

CONSIDERAÇÕES FINAIS

A contradição penetrou no mundo de Mariana: não se interessava mais pela música porque descobriu, a partir da morte do irmão, que não gostava mais dela. Ou será que não a suportava mais pelas lembranças que evocava? Por outro lado, admitia o valor da música como fonte de prazer e começava a propiciá-la à sua cria, ainda na fase intra-uterina. A música podia não ser gratificante para ela, nesse momento da vida, mas era valiosa para o filho e, como boa mãe, ela não iria privá-lo disso.

A representação que Lara fazia da filha, como ser musical, era de uma pessoa com limites. Acreditava que a música representava uma área em que Mariana se sentia mais fragilizada e, portanto, não se arriscaria para não se frustrar. Ela disse: "Como ela não domina muito bem a música, então ela não quer que a vejam perdedora, né?". Referindo-se ao seu sucesso como falante, a mãe complementa: "Então, ela foi sempre a vencedora. Ela tem não sei quantos VTs gravados como sendo um dos melhores casos aqui no Brasil". A mãe acreditava que, como Mariana é uma vencedora como falante, não poderia arriscar-se na área musical onde, talvez, não alcançasse o mesmo sucesso.

A experiência de ser um caso bem-sucedido em termos de aquisição e desenvolvimento da linguagem, da fala e da escrita, fez de Mariana uma vencedora. Isto contribuiu para sua auto-estima e para uma representação de si como boa falante. Dessa forma, o estigma da surdez foi encoberto. Fez todo o esforço possível para sair do papel de surda e assumir o de "ouvinte-falante". Para ela, já era suficiente. Sua imagem estava garantida. Para que continuar investindo no aprimoramento de sua fala? Para que aulas de canto? Apenas para corresponder ao ideal estabelecido pelos ouvintes ou atender aos desejos e às expectativas de sua mãe? Não. Aulas de canto, não! Não quis isso para si.

A MUSICALIDADE DO SURDO

Apesar dessa resistência à utilização do canto como instrumento de aperfeiçoamento vocal, Mariana não descartou a importância dessa prática no cotidiano da família. A questão que se colocava era: quem cantará para o bebê? Afinal, cantar para seus filhos é um dos papéis relevantes que compete aos pais. Pelos depoimentos, tanto Mariana quanto Alberto pareciam dispostos a assumir esse papel. A representação que têm de pais cantantes diante de seus filhotes já estava estabelecida. O canto, como prática natural na vida do lar, como forma de se pôr em relação com os filhos era aceito e valorizado por Mariana. Isso era possível.

Para finalizar, a história de Fabiana. Uma jovem musical por excelência, que mostrou em seus depoimentos a paixão que nutre pela música desde sua mais tenra infância. Ao longo de toda a entrevista falou de suas preferências musicais, do seu gosto por cantar, enquanto fazia as tarefas caseiras; dos CDs que comprava e escutava; do seu interesse pela dança. A música fazia parte efetivamente de sua vida. "Isso é uma paixão desde pequena", disse a mãe envaidecida.

Os pais manifestaram o tempo todo seus sentimentos de orgulho por essa filha cheia de qualidades e atributos que eles não se cansaram de anunciar. A musicalidade se fazia presente em cada membro dessa família. A música sertaneja era a grande preferida de pais e filhos. Ouvir música, cantar eram práticas comuns em casa. A presença da música nessa casa era marcante: a campainha tocava dez músicas diferentes; um pássaro preto era o animal de estimação que respondia a cada um com seu belo canto. Todos queriam contar suas proezas.

Fabiana falou de sua "adoração" por pagode, valsa, música sertaneja, pela dupla Leandro e Leonardo... Disse que cantava para se distrair, para trabalhar, para expressar seu bom humor, sua alegria, ou para fazer invocações nas suas práticas religiosas. A

200

CONSIDERAÇÕES FINAIS

dança era outra paixão sua. Discoteca, bailinhos em casa, apresentações de dança com a escola sempre fizeram parte da sua vida.

A identidade musical de Fabiana trazia marcas da sua matriz de identidade. Os pais, naturais do interior de São Paulo, celeiro da música sertaneja, eram grandes fãs desse gênero musical. Vivendo as influências de seu meio familiar e da mídia, que tinha explorado essa veia, fosse na televisão com as novelas, ou no rádio com os programas musicais, Fabiana mostrava as marcas dessa herança no gosto que nutria por esse tipo de música. A dança era outra expressão da musicalidade de Fabiana. E ela explorava-a com prazer. Freqüentava danceterias, organizava bailinhos em casa, já tinha participado de grupo de dança na escola. Um marco importante na sua vida foi a viagem que fez aos Estados Unidos para apresentar-se em um espetáculo de dança em Washington, com seu grupo da escola. Via-se e era vista como uma competente dançarina. A valorização e o retorno do público eram gratificantes e realimentadores de sua auto-imagem.

O depoimento de Fabiana e o de seus pais mostraram-na como uma jovem que acreditava nas suas possibilidades musicais, fazendo uso delas e se sentindo gratificada pelo prazer que a música lhe propiciava. A surdez não era impedimento para que ela vivenciasse e usufruísse os prazeres da música.

A representação de surdo, como ser musical, está profundamente marcada nessa história por uma visão de homem e de mundo que se assenta nos princípios de uma religião. Inicialmente, ante o diagnóstico da surdez, a reação dos pais foi de desespero e revolta. Na busca de um conforto e de um caminho que lhes mostrasse alguma luz, encontraram o budismo. A partir da prática dessa religião ressignificaram os eventos da vida, aprendendo a lidar com essa situação tão difícil: a surdez. A inquietação diante da

201

A MUSICALIDADE DO SURDO

surdez foi substituída pela aceitação. Pela via religiosa buscaram formas para lidar com esse fato da vida que lhes causava tanto sofrimento, enfrentá-lo e atribuir-lhe significados. Essas quatro histórias mostram como o modo de encarar e lidar com a surdez exerce influências nas representações que os familiares e o próprio surdo fazem dele como ser musical. A não-aceitação e o estigma que se abate sobre sujeitos com essa condição de existência acabam por privá-los da vivência musical como experiência estética e fonte de prazer. Nesses casos a música é indicada como mais um recurso de treinamento e nunca como uma possibilidade a ser desfrutada. Sob essas condições ela é rejeitada. Torna-se mais uma torturante forma de adestramento e não um deleite.

Os sujeitos que freqüentaram escola comum tendo recebido uma educação na linha unissensorial, visando ao melhor desenvolvimento da linguagem oral, e tiveram experiências musicais na linha do treinamento foram os que mostraram sinais de rejeição à música. Os sujeitos que freqüentaram escola especial e vivenciaram a música como fonte de prazer mostraram maior envolvimento com ela. Isso poderia, talvez, levar-nos à compreensão de como as escolhas dos caminhos educacionais feitas pelos pais são indicadores da aceitação da surdez e de como eles lidam com ela.

A representação social de ser musical incorpora, nas suas bases, a imagem de ser ouvinte. A musicalidade parece ser concebida como atributo de quem tem bom ouvido, talento e criatividade, privilégio de alguns bem-dotados. São os constituintes que, no cotidiano, trespassam a representação social de ser musical.

A família em que o papel de músico se faz presente formalmente, como papel profissional, parece encontrar mais dificuldade para poder oferecê-la à filha surda, como lazer. O papel do músico competente é extremamente exigente. O espírito crítico é

202

apurado e o sujeito surdo não se vê em condição de corresponder ao esperado. Sua representação é desacreditada. Se não pode desempenhar o papel de acordo com as expectativas sociais, não pode se representar como ser musical. O estigma da surdez é uma presença fantasmagórica sempre rondando o seu desempenho. Então é preciso mostrar-se nos papéis em que isso não se evidencie e o sucesso possa arrancar os aplausos e o reconhecimento do público.

Aceitar a surdez, acreditar no surdo e nas suas possibilidades mostraram-se condições importantes para uma representação dele como ser musical. A visão de homem e de mundo pode abrir ou fechar as portas da música para o surdo.

Os personagens dessas histórias apresentaram expressões de musicalidade em diferentes manifestações, quais sejam, ouvindo, cantando, dançando, ou acompanhando com movimentos de pés e/ou mãos o ritmo de uma música. Todos expressaram seus gostos e suas preferências musicais, o que define identidades musicais diversas. Quando a música foi imposta como instrumento de treinamento, visando à percepção auditiva e ao aprimoramento da voz, a resposta foi de rejeição.

Apesar das expressões de musicalidade que apresentaram, alguns sujeitos não têm uma representação de si como musicais. A representação social de ser musical que freqüenta o cotidiano, na sociedade, parece ter sido assumida por esses sujeitos. Essa representação está atrelada ao papel do músico e às expectativas sociais que o acompanham. Eles se vêem como incompetentes, ou se julgam inferiores aos ouvintes que lhes parecem ser muito melhores.

Fabiana foi a única que mostrou ter se apropriado, mais amplamente, da música como fonte de prazer. Quando tinha quatro anos, teve a vivência musical num enfoque lúdico, espontâneo e

A MUSICALIDADE DO SURDO

criativo, ao participar da pesquisa sobre as reações da criança surda à música. A família teve um papel importante ao compreender, assumir e possibilitar a continuidade dessa prática no cotidiano do lar. O conhecimento construído e compartilhado possibilitou a criação de uma nova realidade para essa família. Fabiana se mostra e se percebe na sua musicalidade. A música é uma paixão para ela. A representação que ela tem de si, como ser musical, evidencia-se nas diversas manifestações, como ouvir músicas de sua preferência no cotidiano, dançar e cantar. Os pais, da mesma forma, têm a imagem de uma filha extremamente musical, valorizando-a, incentivando-a nas suas ações e mostrando-se orgulhosos dela.

Experiências musicais gratificantes na infância podem ser a pedra inaugural para o ser musical do surdo e constituir elemento inestimável para a sua formação, o desenvolvimento de sua sensibilidade e uma vida mais saudável e feliz. Isso mostra a importância de propiciar a música de forma lúdica e prazerosa na infância, para que a criança possa se apropriar dela sem reservas.

Transportar esses conhecimentos para o cotidiano pode ser o caminho para a transformação das representações sociais do ser musical do surdo, de modo que novos significados lhes possam ser atribuídos.

Pensar o surdo como musical pressupõe transformações das representações já estabelecidas. Ser musical não é privilégio de seres especiais e bem-dotados, mas possibilidade do homem como ser. A revisão de velhas concepções pode dar lugar a novas quando essas começam a transitar nas estruturas sociais, por meio dos atos comunicativos. A discussão, o debate, o compartilhar são meios para ativar as representações.

Cabe aos profissionais que lidam com sujeitos surdos a responsabilidade e a tarefa de socializar os conhecimentos que possibilitem o redimensionamento dessas representações sociais.

204

CONSIDERAÇÕES FINAIS

Para finalizar, gostaria de trazer o que escreve a atriz francesa Emmanuelle Laborit[1] sobre sua experiência com a música, no livro *O vôo da gaivota*. Seus depoimentos mostram como ela construiu sua representação de ser musical, a partir das vivências gratificantes propiciadas na infância, especialmente, pelo pai e pelo tio; e de como se tem apropriado e incluído a música na sua vida. Sua descrição sensível e apaixonada demonstra a relevância dessas vivências e vem de encontro ao que expus neste livro. Assim ela diz:

Com meu pai brinco, nos divertimos, rimos muito; mas será que nos comunicamos verdadeiramente? Não sei dizer. Ele, muito menos. E sofre por causa disso. Quando soube que eu era surda, imediatamente perguntou como faria para escutar música. Levando-me aos concertos, quando era ainda pequena, queria me transmitir sua paixão; ou então "recusava" que fosse surda. De minha parte, achava isso ótimo. É ótimo que ele não tenha colocado obstáculos entre mim e a música. Creio que percebo profundamente a música; não com o ouvido: com meu corpo. Meu pai sempre teve a esperança de me ver acordar de um longo sono. Como a Bela Adormecida. Estava convencido de que a música iria operar essa mágica. Já que eu vibrava com a música, e que ele era louco pela música, a clássica, o jazz, os Beatles, levava-me aos concertos, e cresci acreditando que podia partilhar tudo aquilo com ele.
Uma tarde, meu tio Fifou, que era músico, tocava violão. Vejo-o, a imagem é nítida em minha cabeça. A família inteira escutava. Ele queria dividir o violão comigo. Pede que morda o braço do instru-

---

1. Emmanuelle Laborit, escritora e atriz francesa surda, recebeu o Prêmio Molière de "atriz revelação" por seu papel em *Os filhos do silêncio*. Desempenhou o papel da mãe surda no filme *A música e o silêncio*, da diretora alemã Caroline Link, indicado para o Oscar de melhor filme estrangeiro em 1998.

205

A MUSICALIDADE DO SURDO

mento. Mordo-o, e ele se põe a tocar. Fico por muito tempo segurando. Sinto todas as vibrações no meu corpo, as notas agudas e as notas graves. A música entra no meu corpo, instala-se, começa a brincar com o meu interior. Mamãe olha, completamente maravilhada. Tenta fazer a mesma coisa, mas não consegue. Diz que aquilo ressoa na cabeça. Há ainda marca dos meus dentes no violão do meu tio. Tive a sorte, na minha infância, de ter contato com a música. Certos pais de crianças surdas dizem que não vale a pena, e privam seus filhos da música. E certas crianças surdas desprezam a música. De minha parte, adoro-a. Sinto as vibrações. O espetáculo de um concerto me influencia também. Os efeitos da iluminação, o ambiente, as pessoas na sala são também vibrações. Sinto que estamos todos juntos para a mesma coisa. O saxofone que brilha com clarões dourados é formidável. Os trompetistas que inflam as bochechas. Os violoncelistas. Sinto-os com os pés, com todo o corpo se estiver estirada no solo. E imagino o som, sempre o imaginei. É através de meu corpo que percebo a música. Os pés nus sobre o chão, presos às vibrações, é assim que a vejo, em cores. O piano tem cores, a guitarra elétrica, os tambores africanos. A bateria. Vibro com eles. Mas o violão levanta vôo, deve ser agudo como um pássaro, como um canto de pássaro, é inapreensível. É uma música das alturas, em direção ao céu, não em direção à terra. Os sons do espaço devem ser agudos, os sons da terra devem ser graves. E a música é um arco-íris de cores vibrantes. Amo profundamente a música africana. O tantã é uma música que vem da terra. Sinto-a com os pés, com a cabeça, com o corpo inteiro. Da música clássica, não gosto. É muito nas alturas. Não posso alcançá-la.

A música é uma linguagem além das palavras, universal. É a arte mais bela que há, consegue fazer vibrar fisicamente o corpo humano. É difícil reconhecer a diferença entre a guitarra e o violão. Se tivesse vindo de outro planeta e encontrasse homens que falassem de uma maneira diferente, estou certa de que conseguiria compreen-

206

CONSIDERAÇÕES FINAIS

dê-los percebendo seus sentimentos. Mas o campo da música é muito vasto, imenso. Muitas vezes, me perdi nele. Isso acontece no interior do corpo. As notas se põem a dançar. Como o fogo de uma lamparina. O fogo com seu ritmo, forte, fraco, mais rápido, mais lento... Vibração, emoção, cores em ritmo mágico. As vozes dos cantores são, entretanto, um mistério. Uma só vez o mistério se desfez. Não sei quando, nem com que idade. É como se fosse no presente. Vejo a Callas na televisão. Meus pais a assistem, estou sentada com eles diante da tela. Vejo uma mulher forte, que parece ter um caráter forte. De repente, uma imagem em primeiro plano, e sinto realmente a sua voz. Olhando-a com intensidade, percebo a voz que deve ter. Imagino uma canção nada alegre, mas vejo bem que a voz vem do fundo, de longe, que aquela mulher canta com seu ventre, com suas entranhas. Isso me causa um efeito terrível. Escutei realmente a sua voz? Não sei dizer. Mas senti realmente uma emoção. Foi a única vez em que se passou uma coisa desse tipo. Maria Callas me tocou. Foi a única vez em minha vida que senti, imaginei, uma voz cantando.

Os outros cantores não me causam nada de especial. Quando os vejo, nos clipes da televisão, sinto muita violência, muitas imagens que se sucedem, não entendo nada. Não chego mesmo a imaginar que música possam fazer, de tal maneira aquilo tudo vai rápido. Mas há certos cantores como Carole Laure, Jacques Brel, Jean-Jacques Goldman, cujas letras me emocionam.

E Michael Jackson! Quando o vejo dançar, é um corpo elétrico, o ritmo da música é elétrico, associo-o a uma imagem elétrica, sinto-o elétrico.

A dança está no corpo. Adolescente, adorava ir a boates com meus amigos surdos. É o único lugar onde se pode entrar a fundo na música sem se preocupar com os outros. Dançava durante a noite toda, o corpo levado até seus limites, vibrando com o ritmo. Os outros, os ouvintes, olhavam-me espantados. Deviam pensar que estava louca. (1994, p. 26-9)

REFERÊNCIAS BIBLIOGRÁFICAS

AIZENWASER, V. B. de. *Musicoterapia – vivência estética y salud mental.* 2ª ed. Buenos Aires: Barry Editorial, Comercial, Industrial, SRL,1968.

ALVIN, Juliette. *Musicoterapia* (tradução de Enrique Molina de Vedia). Buenos Aires: Paidós, 1967.

AMATUZZI, Mauro Martins. *Desenvolvimento psicológico e desenvolvimento religioso: uma hipótese descritiva.* In: MASSIMI, M. & MAHFOUD, M. (org.). *Diante do mistério – psicologia e senso religioso.* São Paulo: Edições Loyola, 1999.

BENENZON, R. *Manual de Musicoterapia.* 1ª edición. Espanha: Ediciones Paidós Ibérica, SA, 1981.

CRITELLI, Dulce Mára. *Analítica do sentido: uma aproximação e interpretação do real de orientação fenomenológica.* São Paulo: Educ, Brasiliense, 1996.

FORGHIERI, Yolanda Cintrão (org.). *Fenomenologia e psicologia.* São Paulo: Cortez Autores Associados, 1984.

FRAISSE, P. *Psychologie du Rythme.* 1er. édition. França: Presses Universitaires de France, 1974.

FRIDMAN, Ruth. *Los comienzos de la conducta musical.* Buenos Aires: Paidós, 1974.

GOFFMAN, Erving. *A representação do eu na vida cotidiana,* 1959 (tradução de Maria Célia Raposo). Petrópolis: Vozes, 1995.

_____. *Estigma – Notas sobre a manipulação da identidade deteriorada,* 1963 (tradução de Márcia Bandeira de Mello Leite Nunes). Rio de Janeiro: Guanabara, 1988.

GRÉMION, Jean. *La Planète des Sourds.* Paris: Éditions Sylvie Messinger, 1990.

A MUSICALIDADE DO SURDO

HAGUIARA-CERVELLINI, Nadir. A criança deficiente auditiva e suas reações à música. Dissertação de Mestrado em Ciências – Audiologia, PUC-SP, 1983. (Publicada em São Paulo pela Editora Moraes, 1986)

_____. & CÉSAR, Isabel. O adolescente deficiente auditivo e a expressão de sua musicalidade – Pesquisa patrocinada pelo CNPq/PUC-SP, 1987. Não publicada.

_____. O surdo enquanto ser musical. Tese de Doutorado, PUC-SP, 1999.

HARRISON, K. M. P., LODI, A. C., MOURA, M. C. Escolas e escolhas: processo educacional dos surdos. In: VVAA. Tratado de fonoaudiologia / Otacilio de C. Lopes Filho. São Paulo: Roca, 1997.

KELLER, Helen. A história de minha vida, 1903 (tradução de Espinola Veiga). 2ª ed. Rio de Janeiro: Livraria José Olympio, 1940.

_____. Minha vida de mulher, 1929 (tradução da edição em braile por Espinola Veiga). Rio de Janeiro: Livraria José Olympio, 1953.

LABORIT, Emmanuelle. O vôo da gaivota (tradução de Lelita de Oliveira). São Paulo: Best Seller, 1994.

LECOURT, Edith. L'expérience musicale résonances psycanalistiques. Paris: Édition L'Harmattan, 1994.

LOPARIC, Zeljko. Ética e finitude. São Paulo: Educ, 1995.

LOWEN, Alexander. Prazer: uma abordagem criativa da vida (tradução de Ilbanez de Carvalho Filho). São Paulo: Summus, 1984.

MARTÍN, Eugenio Garrido. Psicologia do encontro: J. L. Moreno, 1978 (tradução de Maria de Jesus A. Albuquerque). São Paulo: Ágora, 1996.

MONTEIRO, Irineu. Helen Keller. São Paulo: Alvorada, 1982.

MOORES, D. F. Educating the deaf psychology: principles and practices. Boston: Houghton Mifflin Company, 1996.

MORENO, J. L. Psicodrama (tradução de Álvaro Cabral). 9ª ed. São Paulo: Cultrix, 1993.

MOSCOVICI, Serge. A representação social da psicanálise, 1976 (tradução de Álvaro Navarro). Rio de Janeiro: Zahar Editores, 1978.

MOURA, Maria Cecília de. Surdo: Caminhos para uma nova identidade. Tese de Doutorado – Psicologia Social, PUCSP, 1996.

_____. LODI, A.C.B.; HARRISON, K.M. História e educação: o surdo, a oralidade e o uso de sinais. In: VVAA. Tratado de fonoaudiologia / Otacilio de C. Lopes Filho. São Paulo: Roca, 1997.

210

REFERÊNCIAS BIBLIOGRÁFICAS

NAFFAH NETO, Alfredo. *Paixões e questões de um terapeuta*. São Paulo: Ágora, 1989.

NIETZSCHE, Friedrich. *O nascimento da tragédia*, 1871. In: Os Pensadores. São Paulo: Círculo do Livro, 1996.

NORTHERN, Jerry L. & DOWNS, Marion P. *Audição em crianças*. (tradução de Maria Lucia Maciel França Madeira... *et al.*). São Paulo: Manole, 1989.

NUÑEZ, B. A. Algunas particularidades de la familia del niño sordo. *Fonoaudiológica*, (Buenos Aires) 25/3, septiembre-diciembre, 1979.

_____. Aspectos emocionales del niño discapacitado auditivo registrados en la clínica. *Fonoaudiológica*, (Buenos Aires) 35/1, enero-abril, 1989.

PAHLEN, Kurt. *História universal da música*. 4ª ed. São Paulo: Melhoramentos, 1963.

PARGAMENT, Kenneth. Religious methods of coping: resources for the conservation and transformation of significance. In: SHAFRANSKE, Edward. *Religion and the clinical practice of psychology*. Washington DC: American Psychological Association, 1996.

_____. *The psychology of religion and coping – theory, research, pratice*. Nova York: The Guilford Press, 1997.

PEREIRA DE SÁ, Celso. Representações sociais: o conceito e o estado atual da teoria. In: SPINK, M. J. (org.). *O conhecimento no cotidiano – as representações sociais na perspectiva da psicologia social*. São Paulo: Brasiliense, 1995.

PERELLO, Jorge. *Sordomudez*. Barcelona: Editorial Científico Médica, 1968.

POLLACK, Doreen. *Educational audiology for the limited hearing infant*. Fourth Printing. Illinois: Charles C. Thomas Publ., 1977.

RUUD, Even. *Caminhos da musicoterapia*. (tradução de Vera Wrobell). São Paulo: Summus, 1990.

SANTOS, Boaventura de Sousa. *Um discurso sobre as ciências*. 10ª ed. Porto, 1998.

SCHOPENHAUER, Arthur. *O mundo como vontade e representação* (1819), III Parte. In: Os Pensadores. São Paulo: Nova Cultural, 1997.

SPINK, Mary Jane (org.). *O conhecimento no cotidiano: as representações sociais na perspectiva da psicologia social*. São Paulo: Brasiliense, 1995.

TIBA, Içami. *Puberdade e adolescência – desenvolvimento biopsicossocial*. São Paulo: Ágora, 1985.

211

A MUSICALIDADE DO SURDO

WILLEMS, Edgar. *El valor humano de la educacion musical*, 1975 (tradução de Maria Tereza Brutpcao y Nicolás Luis Fabiani). Buenos Aires: Paidós, 1981.

_____. *Las bases psicológicas de la educación musical*. Buenos Aires: Eudeba, 1969.

_____. *Lóreille musicale − tome II − la culture auditive. Les intervalles et les accords*. Suisse: Éditions "Pro Musica", 1972.

WINNICOTT, D.W. *O brincar e a realidade*, 1971 (tradução de José Octavio de Aguiar Abreu e Vanede Nobre). Rio de Janeiro: Imago, 1975.

WISNIK, José Miguel. *O som e o sentido*. São Paulo: Companhia das Letras, Círculo do Livro, 1989.

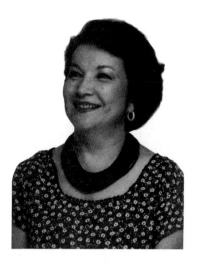

NADIR HAGUIARA-CERVELLINI, após ter concluído o Curso Normal, iniciou sua carreira profissional como professora de surdos. Fez sua formação em serviço, na própria escola onde trabalhava – Instituto Educacional São Paulo –, e posteriormente se aprofundou realizando um curso de especialização em educação de surdos na PUC-SP.

Sua formação musical constituiu-se de Curso Completo de Piano em Conservatório Musical, concluído em nove anos.

Freqüentou vários cursos livres de Musicoterapia com o argentino Rolando Benenzon. Cursou Faculdade de Fonoaudiologia, mestrado em Distúrbios da Comunicação e doutorado em Psicologia Clínica, todos na PUC-SP.

Formou-se em Psicodrama na *Role-Playing* Pesquisa e Aplicação. É professora do Curso de Fonoaudiologia, do Curso de EDAC – Faculdade de Educação e do Curso de Psicodrama da PUC-SP. Além da prática docente exerce atividade clínica.

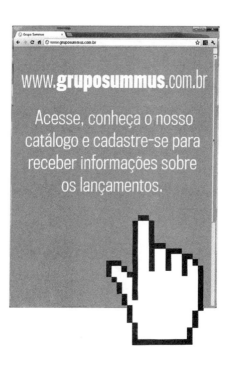

www.gruposummus.com.br

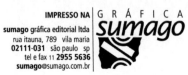

IMPRESSO NA
sumago gráfica editorial ltda
rua itauna, 789   vila maria
02111-031   são paulo   sp
tel e fax 11 **2955 5636**
sumago@sumago.com.br